Resfriado y gripe Hogar Natural Remedios

Dr. Harry Rusden

Copyright © 2024 Dr. Harry Rusden
Muy bien reservado

Tabla de contenido

1. **Introducción**
   - Comprender el resfriado común y la influenza
   - Importancia de los remedios caseros naturales

2. **Medidas preventivas**
   - Impulsar la inmunidad mediante cambios en la dieta y el estilo de vida
   - Prácticas de higiene para prevenir el resfriado y la gripe

3. **Remedios herbarios**
   - Equinácea: beneficios y uso
   - Jarabe de saúco: un elixir que estimula el sistema inmunológico
   - Ajo: el antibiótico de la naturaleza
   - Jengibre: Propiedades calmantes y antiinflamatorias

4. **Vitaminas y Suplementos**
   - Vitamina C: apoyo inmunológico y alivio de los síntomas
   - Zinc: acortando la duración del frío y reduciendo la gravedad
   - Vitamina D: mejora de la función inmune

5. **Hidratación y Calor**
   - Importancia de una adecuada hidratación
   - Líquidos calientes: infusiones, caldos y sopas de hierbas.

6. **Terapia de vapor e inhalación**
   - Inhalación de vapor con aceites esenciales
   - Irrigación nasal con solución salina

7. **Descansa y duerme**
   - El poder curativo del descanso
   - Crear un ambiente confortable para dormir

8. **Humidificación**
   - Uso de humidificadores para aliviar la congestión
   - Métodos de humidificación natural

9. **Nutrición y Dieta**
   - Alimentos para comer durante el resfriado y la gripe
   - Comidas que se deben evitar

10. **Terapias alternativas**
    - Acupuntura: equilibrar el flujo de energía
    - Homeopatía: Tratamiento Individualizado de los Síntomas

11. **Ejercicio y movimiento**
    - Ejercicio suave para aliviar los síntomas
    - Yoga y Estiramientos para la Relajación

12. **Remedios caseros para niños**
    - Remedios seguros y eficaces para niños
    - Dosis y Precauciones

13. **Cuándo buscar atención médica**
    - Signos de complicaciones
    - Consultar a un profesional sanitario

14. **Conclusión**
    - Resumen de puntos clave
    - Potenciar las prácticas de autocuidado para el resfriado y la gripe

Introducción

El resfriado común y la influenza, a menudo denominada gripe, son enfermedades respiratorias generalizadas causadas por virus. Estas dolencias pueden alterar la vida diaria, provocando síntomas como congestión, tos, dolor de garganta, fatiga y fiebre. Si bien los medicamentos de venta libre se usan comúnmente para aliviar el dolor, los remedios caseros naturales ofrecen alternativas efectivas con menos efectos secundarios.

Comprender los principios detrás de los remedios naturales para el resfriado y la gripe permite a las personas tomar medidas proactivas para controlar su salud. Desde aumentar la inmunidad mediante ajustes en la dieta y el estilo de vida hasta aprovechar las propiedades curativas de hierbas y suplementos, esta guía proporciona información integral sobre enfoques holísticos para la prevención y el alivio de los síntomas.

Al incorporar estos remedios naturales en las rutinas diarias, las personas pueden minimizar el impacto del resfriado y la gripe, promoviendo el bienestar general y la resiliencia contra las enfermedades estacionales. Esta guía sirve como un recurso valioso para quienes buscan estrategias seguras, accesibles y efectivas para apoyar su sistema inmunológico y aliviar los síntomas de forma natural.

Comprender el resfriado común y la influenza

El resfriado común y la influenza son enfermedades respiratorias causadas por virus, pero difieren en gravedad, duración y síntomas específicos.

1. **Resfriado común** :
   - Normalmente causada por rinovirus, pero también puede ser provocada por otros virus.
   - Los síntomas incluyen secreción o congestión nasal, estornudos, dolor de garganta, tos, fatiga leve y, ocasionalmente, fiebre baja.
   - Los síntomas del resfriado suelen desarrollarse gradualmente y son más leves en comparación con los de la gripe.
   - El tiempo de recuperación varía pero generalmente dura desde unos pocos días hasta una semana.

2. **Influenza (gripe)** :
   - Causada por los virus de la influenza (tipos A, B y raramente C).

- Los síntomas son más graves y de aparición repentina en comparación con el resfriado común y pueden incluir fiebre alta, dolores corporales, escalofríos, fatiga, dolor de cabeza y tos seca.
- Las complicaciones como neumonía, infecciones de los senos nasales y empeoramiento de afecciones médicas crónicas son más comunes con la gripe.
- El tiempo de recuperación puede oscilar entre una semana y varias semanas, según la salud del individuo y la gravedad de la enfermedad.

Comprender las diferencias entre estas enfermedades respiratorias es crucial para un manejo y tratamiento adecuados. Si bien tanto el resfriado como la gripe son contagiosos y se transmiten a través de gotitas respiratorias, las medidas preventivas y los remedios naturales pueden ayudar a reducir el riesgo de infección y aliviar los síntomas de manera efectiva.

Importancia de los remedios caseros naturales

1. **Efectos secundarios mínimos** : Los remedios naturales a menudo tienen menos efectos secundarios en comparación con los medicamentos

de venta libre, lo que los hace más seguros para el uso a largo plazo y adecuados para personas con sensibilidades o alergias.

2. **Apoya el sistema inmunológico** : Muchos remedios naturales funcionan apoyando la respuesta inmune del cuerpo, ayudando a fortalecer la capacidad del sistema inmunológico para combatir virus e infecciones.

3. **Accesible y asequible** : La mayoría de los remedios naturales se pueden encontrar fácilmente en los hogares o comprarse a precios asequibles en tiendas o mercados locales, lo que los hace accesibles a una amplia gama de personas.

4. **Enfoque holístico** : Los remedios naturales a menudo adoptan un enfoque holístico para la salud, abordando no solo los síntomas sino también los desequilibrios subyacentes en el cuerpo, promoviendo el bienestar general.

5. **Personalizable** : Los remedios naturales se pueden adaptar a las preferencias y necesidades individuales, lo que permite planes de tratamiento personalizados que se adaptan a síntomas y condiciones de salud específicos.

6. **Reducción de la dependencia de los medicamentos** : Al incorporar remedios naturales en las rutinas diarias, las personas pueden reducir su dependencia de los medicamentos, lo que lleva a un enfoque más sostenible para gestionar la salud.

7. **Promueve el autocuidado** : El uso de remedios naturales anima a las personas a asumir un papel activo en su salud y bienestar, fomentando una sensación de empoderamiento y autosuficiencia.

8. **Respetuoso con el medio ambiente** : Muchos remedios naturales se derivan de plantas y hierbas, lo que los convierte en alternativas ecológicas a los medicamentos sintéticos que pueden tener una mayor huella ecológica.

En general, los remedios caseros naturales ofrecen un enfoque suave pero eficaz para controlar dolencias comunes como los resfriados y la gripe, promoviendo la salud y el bienestar de una manera sostenible y accesible.

Capítulo 1

Medidas preventivas

1. **Aumentar la inmunidad a través de la dieta y la nutrición** :
   - Incorporar alimentos que estimulen el sistema inmunológico, ricos en vitaminas (p. ej., frutas, verduras), minerales (p. ej., zinc, selenio) y antioxidantes (p. ej., bayas, té verde).
   - Mantener una dieta equilibrada para apoyar la salud general y la función inmune.

2. **Prácticas de higiene** :
   - Lavarse las manos frecuentemente con agua y jabón durante al menos 20 segundos, especialmente antes de comer, después de ir al baño y después de toser o estornudar.
   - Usar desinfectante para manos con al menos 60% de alcohol cuando no sea posible lavarse las manos.
   - Evite tocarse la cara, especialmente los ojos, la nariz y la boca, para evitar la propagación de virus.

3. **Etiqueta respiratoria adecuada** :
   - Cubrirse boca y nariz con un pañuelo desechable o con el codo al toser o estornudar.

- Deseche adecuadamente los pañuelos usados y lávese las manos inmediatamente después.
- Evite el contacto cercano con personas enfermas y quédese en casa si experimenta síntomas.

4. **Descanso y sueño adecuados** :
   - Priorice los horarios regulares de sueño y trate de dormir entre 7 y 9 horas de calidad por noche para apoyar la función inmune y la salud en general.

5. **Manejo del estrés** :
   - Practique técnicas para reducir el estrés, como meditación, ejercicios de respiración profunda, yoga o pasatiempos para reducir el impacto del estrés en la función inmune.

6. **Ejercicio regular** :
   - Realice actividad física moderada la mayoría de los días de la semana para mejorar la función inmunológica y el bienestar general.
   - Mantener el distanciamiento social y seguir las pautas de seguridad al hacer ejercicio en espacios públicos.

7. **Manténgase hidratado** :
   - Beba muchos líquidos, como agua, infusiones y caldos, para mantenerse hidratado y favorecer la salud de las mucosas.

8. **Consideraciones ambientales** :
   - Mantenga los ambientes interiores bien ventilados para reducir la concentración de virus en el aire.
   - Limpie y desinfecte periódicamente las superficies que se tocan con frecuencia, incluidos pomos de puertas, interruptores de luz y dispositivos electrónicos.

Al implementar estas medidas preventivas, las personas pueden reducir el riesgo de contraer y propagar los virus del resfriado y la gripe, promoviendo un ambiente más saludable para ellos y los demás.

Aumentar la inmunidad mediante cambios en la dieta y el estilo de vida

1. **Dieta rica en nutrientes** :
   - Incorporar una variedad de frutas, verduras, cereales integrales, proteínas magras y grasas saludables en las comidas diarias.

- Concéntrese en alimentos ricos en vitaminas y minerales que estimulan el sistema inmunológico, incluida la vitamina C (frutas cítricas, pimientos), vitamina D (pescado graso, alimentos enriquecidos), zinc (carnes magras, nueces, semillas) y selenio (nueces de Brasil, mariscos).
- Limite los alimentos procesados, los refrigerios azucarados y el consumo excesivo de cafeína y alcohol, que pueden afectar la función inmunológica.

2. **Hidratación** :
- Beba una cantidad adecuada de agua a lo largo del día para mantener la hidratación y apoyar los procesos naturales de desintoxicación del cuerpo.
- Incorporar a la rutina diaria bebidas hidratantes como infusiones, agua de coco y caldos caseros.

3. **Ejercicio regular** :
- Realice ejercicio de intensidad moderada durante al menos 30 minutos la mayoría de los días de la semana para promover la circulación, reducir la inflamación y apoyar la función inmune.
- Elija actividades que disfrute, como caminar, trotar, andar en bicicleta, hacer yoga o bailar, para hacer del ejercicio una parte sostenible de su estilo de vida.

4. **Manejo del estrés** :
   - Practique técnicas para reducir el estrés, como ejercicios de respiración profunda, meditación, atención plena o relajación muscular progresiva para reducir los niveles de la hormona del estrés y apoyar la función inmune.
   - Incorpore actividades para aliviar el estrés en las rutinas diarias, como pasar tiempo al aire libre, escuchar música o dedicarse a pasatiempos creativos.

5. **Sueño adecuado** :
   - Priorizar las prácticas de higiene del sueño, incluido el establecimiento de un horario de sueño constante, la creación de una rutina relajante a la hora de acostarse y la optimización de las condiciones ambientales del sueño (p. ej., ropa de cama cómoda, habitación oscura, temperatura moderada).
   - Trate de dormir entre 7 y 9 horas de calidad por noche para respaldar la función inmune, la función cognitiva y el bienestar general.

6. **Limite la exposición a toxinas** :
   - Minimizar la exposición a toxinas ambientales, como contaminantes del aire, productos químicos domésticos y humo de tabaco, que pueden debilitar

el sistema inmunológico y aumentar la susceptibilidad a las infecciones.

- Utilice productos de limpieza naturales, evite fumar y el humo de segunda mano, y elija productos orgánicos cuando sea posible para reducir la exposición a toxinas.

Al realizar estos cambios en la dieta y el estilo de vida, las personas pueden fortalecer su sistema inmunológico, mejorar la salud general y reducir el riesgo de contraer resfriados, gripe y otras infecciones. La consistencia y el equilibrio son clave para mantener la resiliencia inmune y el bienestar a largo plazo.

Prácticas de higiene para prevenir el resfriado y la gripe

1. **Lavado de manos frecuente :**
   - Lávese las manos con agua y jabón durante al menos 20 segundos, especialmente después de toser, estornudar, ir al baño o tocar superficies que se tocan con frecuencia.
   - Utilice un desinfectante para manos que contenga al menos un 60 % de alcohol si no hay agua y jabón disponibles.

2. **Evite tocar la cara** :
   - Abstenerse de tocarse los ojos, la nariz y la boca con las manos sin lavar, ya que son puntos de entrada habituales de los virus.
   - Utilice un pañuelo desechable o el codo para cubrirse la boca y la nariz al toser o estornudar para evitar la propagación de gotitas respiratorias.

3. **Desinfectar las superficies que se tocan con frecuencia** :
   - Limpie y desinfecte periódicamente las superficies de alto contacto, como perillas de puertas, interruptores de luz, encimeras y dispositivos electrónicos, utilizando desinfectantes aprobados por la EPA.
   - Prestar especial atención a las superficies compartidas en zonas comunes y espacios de trabajo.

4. **Practique la etiqueta respiratoria** :
   - Cubrirse boca y nariz con un pañuelo desechable o con el codo al toser o estornudar para contener las gotitas respiratorias y prevenir la propagación de virus.
   - Deseche los pañuelos usados inmediatamente y lávese bien las manos después.

5. **Mantener distancia** :
   - Practique el distanciamiento social manteniéndose al menos a 6 pies de distancia de las personas que estén enfermas o que muestren síntomas de enfermedad.
   - Evite el contacto cercano, incluidos apretones de manos y abrazos, con personas que puedan ser contagiosas.

6. **Utilice equipo de protección personal (EPP)** :
   - Use una mascarilla o cobertura facial en lugares públicos, especialmente cuando no sea posible el distanciamiento social, para reducir la transmisión de gotitas respiratorias.
   - Reemplace las mascarillas periódicamente y lave las mascarillas reutilizables después de cada uso.

7. **Promover la higiene en espacios compartidos** :
   - Fomentar prácticas de limpieza e higiene en espacios compartidos como escuelas, lugares de trabajo y transporte público.
   - Proporcionar desinfectante para manos y pañuelos desechables en lugares accesibles y fomentar el lavado de manos regular entre las personas.

8. **Quédese en casa cuando esté enfermo :**
   - Si experimenta síntomas de resfriado o gripe, quédese en casa y no vaya al trabajo, la escuela y otros lugares públicos para evitar la propagación de la enfermedad a otras personas.
   - Siga las pautas y recomendaciones de salud locales sobre cuándo es seguro regresar a las actividades normales.

Al incorporar estas prácticas de higiene en las rutinas diarias, las personas pueden minimizar el riesgo de contraer y propagar resfriados, gripe y otras infecciones respiratorias, creando un ambiente más saludable para ellos y los demás.

Capitulo 2

Remedios herbarios

1. **Equinácea (Echinacea purpurea):**
   - Conocida por sus propiedades inmunoestimulantes, la equinácea se utiliza a menudo para reducir la gravedad y la duración de los síntomas del resfriado.
   - Disponible en varias formas, incluidas cápsulas, tabletas, tinturas y tés.
   - Es mejor tomarlo al inicio de los síntomas para obtener la máxima eficacia.

2. **Saúco (Sambucus nigra) :**
   - El jarabe de saúco es un remedio popular para los resfriados y la gripe debido a sus efectos antivirales y estimulantes del sistema inmunológico.
   - Rica en antioxidantes, la baya del saúco puede ayudar a reducir la inflamación y promover la salud respiratoria.
   - Disponible en forma de jarabe, cápsulas y pastillas.

3. **Ajo (Allium sativum)** :
   - El ajo tiene propiedades antimicrobianas naturales que pueden ayudar a combatir infecciones y estimular la función inmune.
   - El consumo de ajo crudo o suplementos de ajo puede ayudar a prevenir y aliviar los síntomas del resfriado y la gripe.
   - Incorpore ajo a las comidas o tome suplementos de ajo para obtener mejores resultados.

4. **Jengibre (Zingiber officinale)** :
   - El jengibre tiene propiedades antiinflamatorias y antivirales que pueden ayudar a aliviar los síntomas de los resfriados y la gripe, incluidos el dolor de garganta y la congestión.
   - Beba té de jengibre, mastique jengibre crudo o agregue jengibre a sopas, salteados y batidos para aliviarse.
   - También se encuentran disponibles suplementos de jengibre para mayor comodidad.

5. **Menta (Mentha piperita)** :
   - La menta contiene mentol, que puede ayudar a calmar el dolor de garganta, reducir la tos y aliviar la congestión.
   - Beba té de menta o inhale vapor de aceite esencial de menta para aliviar las vías respiratorias.

- También se encuentran disponibles pastillas y jarabes de menta para aliviar los síntomas.

6. **Raíz de regaliz (Glycyrrhiza glabra)** :
   - La raíz de regaliz tiene propiedades antivirales y expectorantes que pueden ayudar a aliviar la tos, el dolor de garganta y la congestión respiratoria.
   - Beba té de raíz de regaliz o tome suplementos de raíz de regaliz según las indicaciones para brindar apoyo respiratorio.
   - Evite la raíz de regaliz si tiene presión arterial alta o está embarazada.

7. **Orégano (Origanum vulgare)** :
   - El orégano contiene compuestos como carvacrol y timol, que tienen efectos antimicrobianos y estimulantes del sistema inmunológico.
   - Beba té de orégano, use aceite esencial de orégano para inhalar vapor o agregue orégano fresco o seco a las comidas para brindar apoyo respiratorio.

8. **Cúrcuma (Curcuma longa)** :
   - La cúrcuma contiene curcumina, un compuesto con propiedades antiinflamatorias y antioxidantes que puede ayudar a aliviar los síntomas de los resfriados y la gripe.

- Beba té de cúrcuma, agregue cúrcuma al curry y sopas, o tome suplementos de cúrcuma para reforzar el sistema inmunológico y aliviar los síntomas.

Antes de usar remedios a base de hierbas, consulte con un profesional de la salud, especialmente si tiene alguna condición de salud subyacente o está tomando medicamentos, para garantizar la seguridad y eficacia.

Equinácea: beneficios y uso

La equinácea, derivada de la planta equinácea púrpura (Echinacea purpurea), es conocida por sus propiedades de estimulación inmunológica y se ha utilizado tradicionalmente para prevenir y aliviar los síntomas de resfriados, gripe y otras infecciones respiratorias. A continuación te presentamos sus beneficios y pautas de uso:

1. **Apoyo inmunológico** :
    - La Equinácea estimula el sistema inmunológico aumentando la producción y actividad de los glóbulos blancos, que desempeñan un papel crucial en la lucha contra las infecciones.

- Contiene compuestos como alquilamidas, polisacáridos y flavonoides que tienen efectos potenciadores del sistema inmunológico.

2. **Reducción de la gravedad y duración de los síntomas** :
   - Los estudios sugieren que la equinácea puede ayudar a reducir la gravedad y la duración de los síntomas del resfriado cuando se toma al inicio de la enfermedad.
   - Puede aliviar síntomas como dolor de garganta, congestión, tos y fatiga, ayudando a las personas a recuperarse más rápidamente.

3. **Propiedades antivirales y antioxidantes** :
   - La equinácea exhibe propiedades antivirales que pueden inhibir la replicación de los virus del resfriado y la gripe, ayudando a prevenir la propagación de infecciones.
   - También tiene propiedades antioxidantes que protegen las células del daño causado por los radicales libres, promoviendo la salud y el bienestar general.

4. **Efectos antiinflamatorios** :
   - La equinácea tiene efectos antiinflamatorios que pueden ayudar a reducir la inflamación en el

tracto respiratorio, aliviando síntomas como la congestión nasal y la irritación de garganta.

5. **Pautas de uso** :
   - La equinácea está disponible en varias formas, incluidas cápsulas, tabletas, tinturas y tés.
   - Es mejor tomarlo al inicio de los síntomas del resfriado para obtener la máxima eficacia.
   - Siga las instrucciones de dosificación proporcionadas en la etiqueta del producto o consulte con un profesional de la salud para obtener recomendaciones personalizadas.
   - Evite el uso prolongado de equinácea, ya que puede disminuir su eficacia con el tiempo.
   - Las personas con trastornos autoinmunes, alergias a plantas de la familia Asteraceae (como la ambrosía) o determinadas afecciones médicas deben consultar con un profesional de la salud antes de usar equinácea.

En general, la equinácea puede ser un valioso remedio natural para apoyar la función inmune y aliviar los síntomas de los resfriados y la gripe. Cuando se usa adecuadamente, puede ayudar a las personas a aumentar sus defensas contra las infecciones respiratorias y promover una recuperación más rápida.

Jarabe de saúco: un elixir que estimula el sistema inmunológico

El jarabe de saúco, derivado de las bayas del saúco (Sambucus nigra), es conocido por sus propiedades de estimulación inmunológica y se ha utilizado durante siglos para prevenir y aliviar los síntomas de resfriados, gripe y otras infecciones respiratorias. A continuación se ofrece una descripción general de sus beneficios y uso:

1. **Apoyo inmunológico** :
    - Las bayas de saúco son ricas en vitaminas A, B y C, así como en flavonoides y antioxidantes, que ayudan a fortalecer el sistema inmunológico y mejorar su capacidad para combatir infecciones.
    - Se ha demostrado que las antocianinas que se encuentran en las bayas de saúco estimulan la producción de citoquinas, proteínas que regulan la respuesta inmune.

2. **Propiedades antivirus** :
    - El jarabe de saúco contiene compuestos que inhiben la replicación de los virus del resfriado y la gripe, evitando que se propaguen y causen enfermedades.
    - Los estudios han demostrado que el jarabe de saúco puede ayudar a reducir la duración y la

gravedad de los síntomas del resfriado y la gripe cuando se toma al inicio de la enfermedad.

3. **Efectos antiinflamatorios** :
   - Las bayas de saúco tienen propiedades antiinflamatorias que pueden ayudar a reducir la inflamación en el tracto respiratorio, aliviando síntomas como la congestión nasal, el dolor de garganta y la tos.

4. **Rico en antioxidantes** :
   - Las bayas de saúco están repletas de antioxidantes, como la quercetina y la rutina, que ayudan a proteger las células del daño causado por los radicales libres y respaldan la salud y el bienestar general.

5. **Pautas de uso** :
   - El jarabe de saúco está disponible comercialmente o se puede preparar en casa con bayas de saúco secas, agua y miel u otros edulcorantes.
   - Por lo general, se recomienda tomar jarabe de saúco al inicio de los síntomas del resfriado o la gripe para obtener la máxima eficacia.
   - Siga las instrucciones de dosificación proporcionadas en la etiqueta del producto o

consulte con un profesional de la salud para obtener recomendaciones personalizadas.

- El jarabe de saúco se puede tomar solo o mezclado con agua, jugo o té para obtener una bebida agradable y calmante.

- Las personas con ciertas condiciones médicas o alergias deben consultar con un profesional de la salud antes de usar jarabe de saúco.

En general, el jarabe de saúco es un elixir delicioso y eficaz que estimula el sistema inmunológico y que puede ayudar a las personas a prevenir y aliviar los síntomas de los resfriados, la gripe y otras infecciones respiratorias. Cuando se usa como parte de un estilo de vida saludable, puede apoyar la función inmune y promover el bienestar general.

Ajo: Antibiótico de la naturaleza

El ajo (Allium sativum) ha sido venerado durante siglos por sus potentes propiedades medicinales, lo que le valió el apodo de "antibiótico de la naturaleza". A continuación se ofrece una descripción general de sus beneficios y uso:

1. **Propiedades antimicrobianas** :
   - El ajo contiene alicina, un compuesto de azufre con poderosas propiedades antimicrobianas que pueden ayudar a combatir bacterias, virus, hongos y parásitos.
   - La alicina se forma cuando se tritura, pica o mastica el ajo, liberando sus beneficios terapéuticos.

2. **Apoyo inmunológico** :
   - El ajo estimula el sistema inmunológico aumentando la producción y actividad de los glóbulos blancos, que desempeñan un papel crucial en la defensa del organismo contra las infecciones.
   - El consumo regular de ajo puede ayudar a prevenir resfriados comunes, gripe y otras infecciones respiratorias.

3. **Salud cardiovascular** :
   - Se ha demostrado que el ajo reduce la presión arterial, reduce los niveles de colesterol y mejora la circulación sanguínea, reduciendo así el riesgo de enfermedades cardíacas y accidentes cerebrovasculares.
   - Sus propiedades antiinflamatorias también pueden ayudar a prevenir el desarrollo de aterosclerosis y mejorar la función cardiovascular general.

4. **Efectos antioxidantes** :

- El ajo es rico en antioxidantes, como el selenio y la vitamina C, que ayudan a proteger las células del daño oxidativo provocado por los radicales libres.

- Los antioxidantes desempeñan un papel clave en la reducción de la inflamación, el aumento de la inmunidad y la promoción de la salud general y la longevidad.

5. **Pautas de uso** :

- Incorpora ajo fresco a las comidas con regularidad para aprovechar sus beneficios para la salud. El ajo crudo es el más potente, pero el ajo cocido aún conserva muchas de sus propiedades medicinales.

- También se encuentran disponibles suplementos de ajo, que incluyen cápsulas, tabletas y extractos de ajo, para quienes prefieren una opción más conveniente.

- Triturar o picar el ajo y dejar reposar unos minutos antes de consumir para maximizar la formación de alicina.

- Comience con pequeñas cantidades de ajo y aumente gradualmente la ingesta para evitar molestias digestivas o olores fuertes.

6. **Precauciones** :
   - Algunas personas pueden ser alérgicas al ajo o experimentar malestar gastrointestinal, acidez de estómago o mal aliento con su consumo excesivo.
   - El ajo puede interactuar con ciertos medicamentos, incluidos anticoagulantes y medicamentos contra el VIH/SIDA, así que consulte con un profesional de la salud antes de usar suplementos de ajo.

En general, el ajo es un remedio natural versátil y potente que puede ayudar a respaldar la función inmune, promover la salud cardiovascular y prevenir infecciones. Incorporar ajo a tu dieta con regularidad puede contribuir a tener un cuerpo más sano y resistente.

Jengibre: Propiedades calmantes y antiinflamatorias

El jengibre (Zingiber officinale) es conocido por sus propiedades calmantes y antiinflamatorias, lo que lo convierte en un remedio natural popular para diversas dolencias. A continuación se ofrece una descripción general de sus beneficios y uso:

1. **Efectos antiinflamatorios** :
   - El jengibre contiene compuestos bioactivos como el gingerol, el shogaol y el paradol, que tienen potentes propiedades antiinflamatorias.
   - Estos compuestos ayudan a reducir la inflamación en el cuerpo, aliviando los síntomas de afecciones como la artritis, el dolor muscular y la enfermedad inflamatoria intestinal.

2. **Apoyo digestivo** :
   - El jengibre se ha utilizado durante siglos para ayudar a la digestión y aliviar las molestias gastrointestinales.
   - Ayuda a estimular la producción de saliva, promover la motilidad gástrica y reducir las náuseas y los vómitos, lo que lo hace particularmente eficaz para el mareo, las náuseas matutinas y las náuseas inducidas por la quimioterapia.

3. **Estimulación inmune** :
   - El jengibre contiene antioxidantes que ayudan a fortalecer el sistema inmunológico y proteger contra el estrés oxidativo.
   - El consumo regular de jengibre puede ayudar a reducir el riesgo de infecciones, incluidos resfriados, gripe y enfermedades respiratorias.

4. **Propiedades calmantes** :
   - El jengibre tiene un efecto cálido y calmante en el cuerpo, lo que lo hace beneficioso para aliviar los síntomas de resfriados, gripe y congestión respiratoria.
   - Puede ayudar a aliviar el dolor de garganta, la tos y la congestión nasal al promover la circulación y aflojar la mucosidad.

5. **Alivio del dolor** :
   - El jengibre tiene propiedades analgésicas que pueden ayudar a reducir el dolor y las molestias asociadas con dolores de cabeza, calambres menstruales y tensión muscular.
   - Puede ser tan eficaz como los analgésicos convencionales en algunos casos, con menos efectos secundarios.

6. **Pautas de uso** :
   - Incorpora el jengibre fresco a las comidas rallándolo o cortándolo en rodajas y agregándolo a salteados, sopas, tés y batidos.
   - Beba té de jengibre remojando rodajas de jengibre fresco o bolsitas de té de jengibre en agua caliente para obtener una bebida relajante.
   - Mastica un pequeño trozo de jengibre fresco o chupa caramelos de jengibre para aliviar las náuseas y la indigestión.

- También hay disponibles suplementos de jengibre, que incluyen cápsulas, tabletas y extractos, para quienes prefieren una dosis más concentrada.

7. **Precauciones** :
   - Si bien el jengibre es generalmente seguro para la mayoría de las personas, su consumo excesivo puede causar malestar digestivo o interactuar con ciertos medicamentos, incluidos anticoagulantes y medicamentos para la diabetes.
   - Las mujeres embarazadas deben consultar con un profesional sanitario antes de utilizar suplementos de jengibre, especialmente en grandes cantidades.

En general, el jengibre es un remedio natural versátil y eficaz que puede ayudar a calmar la inflamación, favorecer la digestión, estimular la inmunidad y aliviar los síntomas de diversas afecciones de salud. Incorporar jengibre a su rutina diaria puede promover la salud y el bienestar general.

Capítulo 3

Vitaminas y Suplementos

1. **Vitamina C** :
   - Apoya la función inmune y ayuda a reducir la duración y la gravedad de los síntomas del resfriado.
   - Se encuentra en cítricos, fresas, kiwi, pimientos morrones y suplementos.

2. **Zinc** :
   - Desempeña un papel en la función inmune y puede ayudar a acortar la duración de los resfriados cuando se toma al inicio de los síntomas.
   - Se encuentra en mariscos, carne, nueces, semillas y suplementos.

3. **Vitamina D** :
   - Apoya la función inmune y puede reducir el riesgo de infecciones respiratorias.
   - Se obtiene de la exposición al sol, pescados grasos, productos lácteos enriquecidos y suplementos.

4. **Equinácea** :
   - Remedio a base de hierbas conocido por sus propiedades de estimulación inmunológica y su capacidad para reducir los síntomas del resfriado.
   - Disponible en varias formas, incluidas cápsulas, tabletas, tinturas y tés.

5. **Saúco** :
   - Rica en antioxidantes y flavonoides, la baya del saúco puede ayudar a estimular la inmunidad y reducir la gravedad y la duración de los síntomas del resfriado y la gripe.
   - Disponible en forma de jarabe, cápsulas y pastillas.

6. **Ajo** :
   - Contiene compuestos con propiedades antimicrobianas y de estimulación inmunológica que pueden ayudar a prevenir y aliviar los síntomas del resfriado y la gripe.
   - Consumido crudo, cocido o en forma de suplemento.

7. **Probióticos** :
   - Bacterias beneficiosas que apoyan la salud intestinal y pueden ayudar a fortalecer el sistema inmunológico.

- Se encuentra en yogur, kéfir, chucrut y suplementos.

8. **Equinácea** :
   - Remedio a base de hierbas conocido por sus propiedades de estimulación inmunológica y su capacidad para reducir los síntomas del resfriado.
   - Disponible en varias formas, incluidas cápsulas, tabletas, tinturas y tés.

9. **Saúco** :
   - Rica en antioxidantes y flavonoides, la baya del saúco puede ayudar a estimular la inmunidad y reducir la gravedad y la duración de los síntomas del resfriado y la gripe.
   - Disponible en forma de jarabe, cápsulas y pastillas.

10. **Ajo** :
    - Contiene compuestos con propiedades antimicrobianas y de estimulación inmunológica que pueden ayudar a prevenir y aliviar los síntomas del resfriado y la gripe.
    - Consumido crudo, cocido o en forma de suplemento.

11. **Probióticos** :
   - Bacterias beneficiosas que apoyan la salud intestinal y pueden ayudar a fortalecer el sistema inmunológico.
   - Se encuentra en yogur, kéfir, chucrut y suplementos.

12. **Ácidos grasos omega-3** :
   - Tiene propiedades antiinflamatorias que pueden ayudar a reducir la inflamación y apoyar la función inmune.
   - Se encuentra en pescados grasos, semillas de lino, semillas de chía y suplementos.

13. **Vitamina E** :
   - Un antioxidante que ayuda a proteger las células del daño y apoya la función inmune.
   - Se encuentra en frutos secos, semillas, aceites vegetales y suplementos.

14. **Vitamina A** :
   - Esencial para la función inmune y el mantenimiento de mucosas sanas.
   - Se encuentra en el hígado, los huevos, los productos lácteos y los suplementos.

Al considerar suplementos, es importante consultar con un profesional de la salud para determinar la dosis adecuada y garantizar la compatibilidad con otros medicamentos o afecciones médicas. Además, obtener nutrientes de una dieta equilibrada es ideal siempre que sea posible.

Vitamina C: apoyo inmunológico y alivio de los síntomas

La vitamina C, también conocida como ácido ascórbico, es un poderoso antioxidante que desempeña un papel crucial en el apoyo a la función inmune y el alivio de los síntomas de infecciones respiratorias como los resfriados y la gripe. A continuación se ofrece una descripción general de sus beneficios y uso:

1. **Apoyo inmunológico** :
    - La vitamina C mejora la función de varias células inmunitarias, incluidos los neutrófilos, los linfocitos y los fagocitos, que ayudan a defender el cuerpo contra las infecciones.
    - Estimula la producción de glóbulos blancos y anticuerpos, componentes esenciales de la respuesta del sistema inmunológico ante patógenos.

2. **Propiedades antioxidantes** :
   - La vitamina C es un potente antioxidante que ayuda a proteger las células del estrés oxidativo provocado por los radicales libres.
   - Al neutralizar los radicales libres, la vitamina C ayuda a reducir la inflamación y apoya la función inmune general.

3. **Duración y gravedad reducidas de los síntomas** :
   - Los estudios han demostrado que la suplementación con vitamina C puede ayudar a reducir la duración y la gravedad de los síntomas del resfriado.
   - Puede ayudar a aliviar síntomas como congestión nasal, dolor de garganta, tos y fatiga, permitiendo que las personas se recuperen más rápidamente.

4. **Producción mejorada de colágeno** :
   - La vitamina C es esencial para la síntesis de colágeno, una proteína estructural que sostiene la piel, las membranas mucosas y los tejidos conectivos.
   - La ingesta adecuada de vitamina C favorece la cicatrización de heridas y fortalece las barreras naturales del organismo contra los patógenos.

5. **Pautas de uso** :
   - La vitamina C se encuentra naturalmente en frutas y verduras, incluidas las frutas cítricas, las fresas, el kiwi, los pimientos morrones y las verduras de hojas verdes.
   - También está disponible en forma complementaria, que incluye cápsulas, tabletas, polvos y tabletas masticables.
   - Durante la temporada de resfriados y gripe o cuando experimente síntomas de infecciones respiratorias, considere aumentar la ingesta de vitamina C a través de la dieta y suplementos.
   - Siga las instrucciones de dosificación proporcionadas en la etiqueta del producto o consulte con un profesional de la salud para obtener recomendaciones personalizadas.
   - Los suplementos de vitamina C son generalmente seguros para la mayoría de las personas cuando se toman dentro de las dosis recomendadas, pero una ingesta excesiva puede causar malestar digestivo en algunas personas.

6. **Precauciones** :
   - Las personas con determinadas afecciones médicas, como cálculos renales o trastornos por sobrecarga de hierro, deben consultar con un profesional de la salud antes de tomar suplementos de vitamina C en dosis altas.

- Las mujeres embarazadas y en período de lactancia también deben consultar a un médico antes de tomar suplementos de vitamina C para garantizar su seguridad y la de su bebé.

En general, la vitamina C es un nutriente valioso para apoyar la función inmune, reducir la gravedad y la duración de los síntomas del resfriado y promover la salud y el bienestar general. Incorporar alimentos ricos en vitamina C a su dieta y considerar la posibilidad de suplementarlos cuando sea necesario puede ayudar a optimizar la salud inmunológica y la resistencia contra las infecciones respiratorias.

Zinc: Acortando la duración del frío y reduciendo la gravedad

El zinc es un mineral que desempeña un papel crucial en diversos procesos fisiológicos, incluida la función inmune. A continuación se ofrece una descripción general de cómo el zinc puede ayudar a acortar la duración y reducir la gravedad de los resfriados:

1. **Apoyo inmunológico** :
   - El zinc es esencial para el correcto funcionamiento de las células inmunitarias, incluidas las células T, las células B y las células asesinas naturales, que ayudan a combatir las infecciones.
   - Se necesitan niveles adecuados de zinc para mantener una respuesta inmune sólida y reducir la susceptibilidad a infecciones respiratorias como los resfriados.

2. **Propiedades antivirus** :
   - Se ha demostrado que el zinc tiene efectos antivirales directos contra los virus que causan el resfriado, como los rinovirus y los coronavirus.
   - Inhibe la replicación viral y puede ayudar a prevenir la propagación de virus dentro del cuerpo, reduciendo la gravedad y la duración de los síntomas del resfriado.

3. **Duración del frío reducida** :
   - Los estudios han encontrado que los suplementos de zinc pueden ayudar a acortar la duración de los resfriados cuando se toman dentro de las 24 horas posteriores a la aparición de los síntomas.

- Para este fin se utilizan comúnmente pastillas o jarabes de zinc que contienen acetato de zinc o gluconato de zinc.

4. **Alivio de los síntomas** :
   - El zinc también puede ayudar a aliviar los síntomas del resfriado, como la congestión nasal, el dolor de garganta, la tos y los estornudos.
   - Tiene propiedades mucolíticas que pueden ayudar a aflojar la mucosidad y mejorar la función respiratoria, facilitando la respiración.

5. **Pautas de uso** :
   - El zinc se encuentra de forma natural en diversos alimentos, como la carne, los mariscos, las nueces, las semillas, los productos lácteos y los cereales integrales.
   - Los suplementos de zinc están disponibles en diferentes formas, incluidas tabletas, cápsulas, pastillas y jarabes.
   - Cuando utilice pastillas o jarabe de zinc para aliviar el resfriado, es importante comenzar a tomarlos al primer signo de síntomas y continuar durante el tiempo recomendado en la etiqueta del producto.
   - Siga las instrucciones de dosificación proporcionadas en la etiqueta del producto o

consulte con un profesional de la salud para obtener recomendaciones personalizadas.

- La ingesta excesiva de suplementos de zinc puede provocar efectos adversos, como náuseas, vómitos y diarrea, por lo que es fundamental respetar las dosis recomendadas.

6. **Precauciones** :

- Las personas con determinadas afecciones médicas, como la enfermedad de Wilson o la hemocromatosis, deben consultar con un profesional de la salud antes de tomar suplementos de zinc.
- Las mujeres embarazadas y en período de lactancia también deben consultar a un médico antes de utilizar suplementos de zinc para garantizar su seguridad y la de su bebé.

En general, el zinc es un nutriente valioso para apoyar la función inmune y reducir la gravedad y la duración de los síntomas del resfriado. Incorporar alimentos ricos en zinc a su dieta y considerar la posibilidad de suplementarlos cuando sea necesario puede ayudar a mejorar la salud inmunológica y la resistencia contra las infecciones respiratorias.

Vitamina D: mejora de la función inmune

La vitamina D es una vitamina liposoluble que desempeña un papel crucial en el apoyo a la función inmune y la salud en general. A continuación se ofrece una descripción general de cómo la vitamina D puede mejorar la función inmunológica:

1. **Regulación de la respuesta inmune** :
   - La vitamina D desempeña un papel en la modulación de las respuestas inmunes innatas y adaptativas, ayudando a mantener la homeostasis inmune y prevenir la inflamación excesiva.
   - Mejora la función de varias células inmunitarias, incluidos los macrófagos, las células T y las células B, que desempeñan funciones clave en el reconocimiento y eliminación de patógenos.

2. **Propiedades antimicrobianas** :
   - Se ha demostrado que la vitamina D tiene efectos antimicrobianos directos contra una amplia gama de patógenos, incluidos bacterias, virus y hongos.
   - Ayuda a estimular la producción de péptidos antimicrobianos, como catelicidina y defensinas, que pueden destruir microorganismos invasores y proteger contra infecciones.

3. **Reducir el riesgo de infecciones respiratorias** :
   - Los niveles adecuados de vitamina D se han asociado con un riesgo reducido de infecciones respiratorias, incluidos resfriados, gripe y neumonía.
   - La deficiencia de vitamina D se ha relacionado con una mayor susceptibilidad a enfermedades respiratorias, especialmente durante los meses de invierno, cuando la exposición a la luz solar es limitada.

4. **Efectos antiinflamatorios** :
   - La vitamina D ayuda a regular la producción de citoquinas proinflamatorias, reduciendo la inflamación y promoviendo la tolerancia inmune.
   - Al modular las respuestas inmunitarias, la vitamina D puede ayudar a prevenir enfermedades inflamatorias crónicas y enfermedades autoinmunes.

5. **Pautas de uso** :
   - La vitamina D es sintetizada por la piel tras la exposición a la luz solar, pero también puede obtenerse de fuentes dietéticas y suplementos.
   - Los alimentos ricos en vitamina D incluyen pescado graso (por ejemplo, salmón, caballa, atún),

yemas de huevo, productos lácteos enriquecidos y cereales fortificados.

- Los suplementos de vitamina D están disponibles en varias formas, incluidas cápsulas, tabletas y gotas líquidas.

- La cantidad diaria recomendada (CDR) de vitamina D varía según la edad, el sexo y otros factores. Generalmente se recomienda apuntar a niveles sanguíneos de 25-hidroxivitamina D (la forma circulante de vitamina D) entre 30 y 50 ng/ml para una salud óptima.

- Las personas con exposición limitada al sol, tonos de piel más oscuros, adultos mayores y aquellas con ciertas condiciones médicas pueden beneficiarse de la suplementación con vitamina D.

6. **Precauciones** :

- Si bien la toxicidad por vitamina D es poco común, la ingesta excesiva de suplementos de vitamina D puede provocar hipercalcemia (niveles elevados de calcio en sangre) y otros efectos adversos.

- Es importante controlar los niveles de vitamina D con regularidad y consultar con un profesional de la salud para obtener recomendaciones personalizadas de suplementación.

En general, la vitamina D desempeña un papel fundamental en la mejora de la función inmune y la protección contra infecciones respiratorias. Garantizar una ingesta adecuada de vitamina D mediante la exposición a la luz solar, fuentes dietéticas y suplementos puede ayudar a respaldar la salud inmunológica y el bienestar general.

Capítulo 4

Hidratación y Calor

1. **Hidratación** :
   - Beber una cantidad adecuada de agua es esencial para mantener los niveles de hidratación, favorecer la salud general y facilitar los procesos naturales de desintoxicación del cuerpo.
   - Una hidratación adecuada ayuda a mantener húmedas las membranas mucosas del tracto respiratorio, lo que puede ayudar a prevenir la irritación y las molestias asociadas con los resfriados y la gripe.
   - Trate de beber al menos de 8 a 10 vasos de agua al día y aumente la ingesta de líquidos cuando experimente síntomas de infecciones respiratorias para prevenir la deshidratación.

2. **Líquidos calientes** :
   - El consumo de líquidos tibios como infusiones, caldos, sopas y agua tibia con limón puede proporcionar un alivio calmante para el dolor de garganta, la congestión nasal y la tos.
   - Los líquidos tibios ayudan a hidratar el cuerpo, aflojar la mucosidad y aliviar los síntomas respiratorios favoreciendo la relajación y mejorando la circulación.

- Agregar ingredientes como jengibre, miel, limón y canela a las bebidas calientes puede mejorar sus propiedades terapéuticas y brindar apoyo inmunológico adicional.

3. **Humedad** :
   - El uso de un humidificador en el hogar, especialmente durante los meses de invierno cuando el aire interior tiende a ser seco, puede ayudar a mantener niveles óptimos de humedad y prevenir la sequedad en las vías respiratorias.
   - El aire húmedo puede calmar las fosas nasales irritadas, reducir la congestión y promover una respiración más cómoda, especialmente para personas con resfriados o gripe.

4. **Calidez** :
   - Mantener el cuerpo caliente y una temperatura ambiente confortable es importante para apoyar la función inmune y prevenir la pérdida de calor durante los períodos de enfermedad.
   - Vestirse en capas, usar mantas y permanecer en interiores en un ambiente cálido puede ayudar a mantener la temperatura corporal y promover el confort y la relajación.
   - Evitar la exposición a temperaturas frías y corrientes de aire puede ayudar a prevenir un

mayor estrés en el sistema inmunológico y la exacerbación de los síntomas.

5. **Inhalación de vapor** :
- Inhalar vapor de un recipiente con agua caliente o de un inhalador de vapor puede ayudar a hidratar las fosas nasales, eliminar la congestión y aliviar la presión sinusal y el dolor de cabeza.
- Agregar al vapor aceites esenciales como el de eucalipto, menta o árbol de té puede potenciar sus efectos terapéuticos y promover el confort respiratorio.

6. **Baños tibios** :
- Tomar un baño tibio con sales de Epsom, aceites esenciales o bombas de baño puede ayudar a relajar los músculos, reducir el estrés y promover el bienestar general en momentos de enfermedad.
- Agregar ingredientes calmantes como avena o bicarbonato de sodio al agua del baño puede ayudar a aliviar la irritación de la piel y promover la hidratación.

Al priorizar la hidratación y el calor, las personas pueden apoyar su sistema inmunológico, aliviar los síntomas de las infecciones respiratorias y promover la comodidad y el bienestar general durante la temporada de resfriados y gripe. La incorporación de líquidos calientes, humedad y técnicas de relajación en las rutinas diarias puede ayudar a mejorar la resiliencia inmunológica y facilitar la recuperación de una enfermedad.

Importancia de una hidratación adecuada

1. **Funcionamiento óptimo del cuerpo** :
   - Una hidratación adecuada es fundamental para mantener el funcionamiento óptimo del organismo. El agua desempeña un papel fundamental en casi todos los procesos corporales, incluida la digestión, la circulación, la regulación de la temperatura y la eliminación de desechos.

2. **Salud celular** :
   - El agua es el componente principal de las células y tejidos del cuerpo. La hidratación adecuada garantiza que las células reciban nutrientes y oxígeno esenciales mientras eliminan los productos de desecho y las toxinas, promoviendo la salud y la función celular.

3. **Hidratación de las Mucosas** :
   - Una hidratación adecuada ayuda a mantener húmedas y lubricadas las membranas mucosas del tracto respiratorio, el sistema digestivo y el tracto

urinario. Las membranas mucosas húmedas son más capaces de atrapar patógenos y prevenir infecciones.

4. **Apoya la función inmune** :
   - Mantenerse hidratado es crucial para apoyar la función inmune. El agua ayuda a transportar las células inmunitarias por todo el cuerpo y facilita la eliminación de patógenos y toxinas, reduciendo el riesgo de enfermedades e infecciones.

5. **Desintoxicación** :
   - La hidratación es fundamental para los adecuados procesos de desintoxicación del organismo. El agua ayuda a eliminar toxinas, productos de desecho metabólico y otras sustancias nocivas a través de la orina, el sudor y las deposiciones, promoviendo la salud y el bienestar general.

6. **Función cognitiva** :
   - La deshidratación puede afectar la función cognitiva, provocando disminución de la concentración, fatiga y alteraciones del estado de ánimo. Mantenerse hidratado ayuda a mantener la claridad mental, el estado de alerta y el rendimiento cognitivo.

7. **Rendimiento físico** :
   - Una hidratación adecuada es crucial para el rendimiento deportivo y la resistencia física. La deshidratación puede provocar calambres musculares, fatiga y disminución del rendimiento en el ejercicio. Beber agua antes, durante y después de la actividad física ayuda a mantener los niveles de hidratación y optimizar el rendimiento.

8. **Regulación de la temperatura corporal** :
   - El agua ayuda a regular la temperatura corporal facilitando la producción de sudor y la evaporación, lo que ayuda a enfriar el cuerpo durante periodos de estrés por calor o esfuerzo físico.

9. **Prevención de la deshidratación** :
   - La deshidratación ocurre cuando el cuerpo pierde más agua de la que ingiere, lo que provoca síntomas como sed, sequedad de boca, dolor de cabeza, mareos y orina oscura. La deshidratación crónica puede tener graves consecuencias para la salud y debe evitarse manteniendo una ingesta adecuada de líquidos.

10. **Salud y bienestar general** :
    - Una hidratación adecuada es esencial para la salud y el bienestar general. Apoya el

funcionamiento adecuado de los órganos, mantiene el equilibrio de electrolitos y promueve la vitalidad y la longevidad.

En conclusión, mantenerse adecuadamente hidratado es crucial para mantener una salud óptima, apoyar la función inmune, promover la desintoxicación y mejorar el rendimiento físico y cognitivo. Es fundamental beber agua con regularidad durante el día y prestar atención a las señales de sed para garantizar una hidratación y un bienestar adecuados.

Líquidos calientes: infusiones, caldos y sopas de hierbas

1. **Tés de hierbas** :
   - Los tés de hierbas, como la manzanilla, el jengibre, la menta y la equinácea, ofrecen un alivio calmante para los síntomas del resfriado y la gripe.
   - El té de manzanilla calma los nervios y ayuda a conciliar el sueño.
   - El té de jengibre reduce la inflamación y alivia las náuseas.
   - El té de menta alivia la congestión y ayuda a la digestión.

- El té de equinácea aumenta la inmunidad y reduce la gravedad del resfriado.

2. **Caldos**:
- Los caldos de pollo o verduras son hidratantes y ricos en nutrientes, aportando electrolitos, vitaminas y minerales.
- Los caldos alivian el dolor de garganta, reponen los nutrientes y apoyan la función inmune.
- El caldo tibio reconforta y nutre durante la enfermedad.

3. **Sopas** :
- Las sopas calientes con verduras, proteínas y hierbas son comidas reconfortantes y curativas.
- La sopa de pollo con fideos hidrata, aporta nutrientes y reduce la inflamación.
- Agregar ajo, cebolla y cúrcuma mejora el apoyo inmunológico y la salud respiratoria.

4. **Agua Tibia con Limón y Miel** :
- El agua tibia con limón y miel alivia el dolor de garganta y la tos.
- El limón aporta vitamina C y antioxidantes, mientras que la miel ofrece propiedades antimicrobianas.
- Agregar jengibre o canela mejora el sabor y los beneficios inmunológicos.

5. **Consejos de uso** :

- Beba líquidos calientes regularmente durante el día para hidratarse y nutrirse.

- Opte por caldos y sopas bajos en sodio o caseros para una nutrición óptima.

- Experimente con hierbas, especias e ingredientes para adaptar los líquidos calientes a sus preferencias personales y necesidades de salud.

La incorporación de infusiones, caldos y sopas de hierbas a su dieta proporciona hidratación, comodidad y apoyo nutricional durante los resfriados, la gripe y las infecciones respiratorias. Estas bebidas alivian los síntomas y promueven la función inmune, lo que ayuda a una recuperación más rápida.

Capítulo 5

Terapia de vapor e inhalación

1. **Inhalación de vapor** :
   - La inhalación de vapor implica inhalar aire cálido y húmedo para ayudar a aliviar la congestión y los síntomas respiratorios.
   - Hervir agua en una olla y retirar del fuego. Inclínate sobre la olla con una toalla sobre tu cabeza para atrapar el vapor, luego inhala profundamente por la nariz durante varios minutos.
   - Como alternativa, utilice un inhalador de vapor o un vaporizador facial para mayor comodidad y suministro específico de vapor a las fosas nasales y la garganta.

2. **Beneficios** :
   - La humedad del vapor ayuda a hidratar y calmar los conductos nasales, la garganta y los bronquios irritados, aliviando la congestión, la presión sinusal y la tos.
   - El vapor ayuda a aflojar las mucosidades y flemas, facilitando su expulsión de las vías respiratorias y mejorando la respiración.
   - La inhalación de vapor también puede ayudar a reducir la inflamación e irritación en las vías

respiratorias, proporcionando comodidad y favoreciendo la relajación.

3. **Aditivos** :

- Agregar al vapor aceites esenciales como eucalipto, menta o aceite de árbol de té puede potenciar sus efectos terapéuticos.

- Estos aceites tienen propiedades antimicrobianas, descongestionantes y antiinflamatorias que pueden aliviar aún más los síntomas respiratorios y promover la curación.

4. **Consejos de uso** :

- Realizar sesiones de inhalación de vapor 2-3 veces al día o según sea necesario para aliviar los síntomas.

- Tenga cuidado para evitar quemaduras por vapor caliente, especialmente en niños pequeños o personas con piel sensible.

- Mantenga una distancia segura de la fuente de vapor para evitar quemaduras o escaldaduras accidentales.

- Si utiliza aceites esenciales, comience con una pequeña cantidad y diluya adecuadamente para evitar irritaciones o reacciones alérgicas.

- La terapia con vapor se puede combinar con otros remedios caseros como infusiones de hierbas, hidratación y descanso para mejorar el alivio de los síntomas y una recuperación más rápida de las infecciones respiratorias.

La incorporación de la terapia de vapor y la inhalación en su rutina de cuidado personal puede brindar un alivio eficaz de la congestión, la presión sinusal y las molestias respiratorias asociadas con los resfriados, la gripe y otras infecciones respiratorias. Este remedio natural es fácil de usar y se puede personalizar con aceites esenciales para obtener beneficios terapéuticos adicionales.

Inhalación de vapor con aceites esenciales

1. **Preparación** :
   - Hierve agua en una olla o utiliza un vaporizador facial para producir vapor. Retirar del fuego y transferir el agua caliente a un recipiente resistente al calor.
   - Añade 2-3 gotas de aceite esencial al agua caliente. Las opciones populares incluyen eucalipto, menta, árbol de té, lavanda y romero.

2. **Técnica de inhalación** :
   - Colóquese cómodamente sobre el recipiente de agua caliente, manteniendo una distancia de seguridad para evitar quemaduras.

- Cierra los ojos y cubre tu cabeza con una toalla para crear una tienda de campaña, atrapando el vapor en el interior.

- Inhale profunda y lentamente por la nariz, permitiendo que el vapor aromático penetre en las fosas nasales y el tracto respiratorio.

3. **Beneficios de los aceites esenciales** :

- Aceite de eucalipto: Actúa como descongestionante, aliviando la congestión nasal y la presión sinusal. También tiene propiedades antimicrobianas que pueden ayudar a combatir las infecciones respiratorias.

- Aceite de menta: Proporciona una sensación refrescante y ayuda a despejar las fosas nasales. Tiene propiedades antivirales y antiinflamatorias que pueden aliviar los síntomas respiratorios.

- Aceite de árbol de té: conocido por sus propiedades antimicrobianas y de estimulación inmunológica, el aceite de árbol de té puede ayudar a combatir las infecciones respiratorias y calmar las vías respiratorias inflamadas.

- Aceite de lavanda: Calmante y relajante, el aceite de lavanda puede ayudar a reducir el estrés y promover un sueño reparador, lo cual es beneficioso durante la enfermedad.

- Aceite de romero: Contiene compuestos que favorecen la salud respiratoria y pueden ayudar a aliviar la tos y la congestión.

4. **Consideraciones de seguridad** :
   - Tenga cuidado al manipular aceites esenciales, ya que son potentes y pueden causar irritación de la piel o reacciones alérgicas en algunas personas. Dilúyalos siempre adecuadamente antes de usarlos.
   - Comience con una concentración baja de aceite esencial y ajústela según sus preferencias y tolerancia personales.
   - Mantener los aceites esenciales fuera del alcance de los niños y mascotas, y evitar el contacto con ojos y mucosas.
   - Si experimenta alguna reacción adversa o malestar, suspenda su uso inmediatamente y busque consejo médico si es necesario.

5. **Frecuencia y duración** :
   - Realizar inhalación de vapor con aceites esenciales 1-2 veces al día o según sea necesario para aliviar los síntomas respiratorios.
   - Cada sesión puede durar entre 5 y 10 minutos, pero evite la exposición prolongada al vapor para evitar la deshidratación o irritación de la piel.

El uso de inhalación de vapor con aceites esenciales es una forma natural y eficaz de aliviar la congestión, la presión sinusal y las molestias respiratorias durante los resfriados, la gripe y otras infecciones respiratorias. Aprovecha los beneficios terapéuticos tanto del vapor como de los aceites esenciales para promover la salud y el bienestar respiratorio.

Irrigación nasal con solución salina

1. **Preparación :**
    - Prepare una solución salina mezclando 1 cucharadita de sal no yodada (como sal marina o sal kosher) con 2 tazas de agua tibia destilada o esterilizada. Asegúrese de que el agua esté adecuadamente esterilizada para prevenir infecciones.
    - Opcionalmente, agregue una pizca de bicarbonato de sodio a la solución salina para ayudar a calmar las fosas nasales y reducir la irritación.

2. **Técnica de irrigación nasal :**
    - Colóquese sobre un fregadero o palangana e incline ligeramente la cabeza hacia adelante.

- Inserte suavemente la punta de un neti pot, un biberón o un dispositivo de irrigación nasal en una fosa nasal.
- Incline el dispositivo para que la solución salina fluya hacia su fosa nasal y salga por la fosa nasal opuesta. Respire por la boca durante el proceso.
- Deje que la solución salina fluya libremente a través de sus fosas nasales, eliminando la mucosidad, los alérgenos y los irritantes. Evite tragar la solución salina.
- Repetir el proceso con la otra fosa nasal.

3. **Beneficios de la irrigación nasal** :
- Limpia los conductos nasales: la irrigación nasal ayuda a eliminar el exceso de mucosidad, alérgenos e irritantes de los conductos nasales, aliviando la congestión y la presión de los senos nasales.
- Reduce la inflamación: la solución salina ayuda a calmar los tejidos nasales inflamados y reducir la hinchazón, favoreciendo una respiración más fácil.
- Hidrata las fosas nasales: La irrigación nasal hidrata las fosas nasales secas, aliviando las molestias y previniendo una mayor irritación.
- Promueve la salud de los senos nasales: la irrigación nasal regular puede ayudar a prevenir infecciones de los senos nasales y promover la salud

general de los senos nasales al mantener los conductos nasales limpios y despejados.

4. **Consideraciones de seguridad** :
   - Utilice únicamente agua esterilizada o destilada para la irrigación nasal para evitar la introducción de bacterias u organismos dañinos en las fosas nasales.
   - Asegúrese de que la solución salina se mezcle adecuadamente en la concentración correcta para evitar la irritación.
   - Evite la irrigación nasal si tiene una obstrucción nasal grave, un tabique desviado o una hemorragia nasal reciente, ya que puede empeorar estas afecciones.
   - Limpie y desinfecte el neti pot o el dispositivo de irrigación nasal después de cada uso para evitar el crecimiento bacteriano y la contaminación.

5. **Frecuencia y duración** :
   - La irrigación nasal se puede realizar 1 o 2 veces al día o según sea necesario para aliviar la congestión nasal y los síntomas de los senos nasales.
   - Es seguro para un uso regular y puede incorporarse a su rutina diaria de higiene nasal, especialmente durante resfriados, alergias o sinusitis.

La irrigación nasal con solución salina es un método seguro y eficaz para aliviar la congestión nasal, la presión de los senos nasales y otros síntomas nasales asociados con resfriados, alergias e infecciones de los senos nasales. Ayuda a limpiar los conductos nasales, reducir la inflamación y promover la salud de los senos nasales, brindando un alivio natural de las molestias nasales.

Capítulo 6

Descansar y Dormir

1. **Importancia del Descanso** :
   - El descanso es esencial para permitir que el cuerpo se recupere y sane en momentos de enfermedad, incluidos resfriados y gripe.
   - Tomarse tiempo para descansar ayuda a conservar energía y recursos que pueden redirigirse a combatir infecciones y apoyar la función inmune.

2. **Promueve la curación** :
   - Un descanso adecuado permite que el organismo centre sus recursos en combatir patógenos y reparar los tejidos dañados, acelerando el proceso de curación.
   - El sueño reparador es particularmente importante para la función inmune, ya que mejora la producción de células inmunes y promueve la vigilancia inmune contra patógenos.

3. **Reduce los síntomas** :
   - El descanso puede ayudar a aliviar los síntomas asociados con los resfriados y la gripe, como fatiga, dolores corporales y fiebre.
   - Tomarse un tiempo para descansar permite que el cuerpo se recupere y se recupere del estrés

físico de la enfermedad, lo que se traduce en una mayor comodidad y bienestar.

4. **Apoya la función inmune** :
   - La falta crónica de sueño puede debilitar el sistema inmunológico y aumentar la susceptibilidad a las infecciones.
   - Dar prioridad al sueño adecuado durante una enfermedad ayuda a respaldar la función inmune y optimizar la capacidad del cuerpo para combatir los patógenos.

5. **Consejos para descansar y dormir** :
   - Escucha las señales de tu cuerpo y prioriza el descanso cuando te sientas fatigado o mal.
   - Cree un ambiente cómodo y propicio para dormir garantizando una habitación fresca, oscura y silenciosa.
   - Establezca un horario de sueño regular y trate de dormir entre 7 y 9 horas de calidad por noche.
   - Practique técnicas de relajación como respiración profunda, meditación o estiramientos suaves antes de acostarse para favorecer un sueño reparador.
   - Evite la cafeína, el alcohol y los dispositivos electrónicos cerca de la hora de acostarse, ya que pueden interferir con la calidad y duración del sueño.

6. **Siesta** :
   - Las siestas cortas durante el día pueden proporcionar descanso y rejuvenecimiento adicionales, especialmente cuando se siente cansado o agotado.
   - Intente realizar siestas breves de 20 a 30 minutos para evitar alterar los patrones de sueño nocturno.

7. **Busque atención médica** :
   - Si los síntomas persisten o empeoran a pesar de un descanso adecuado y medidas de autocuidado, consulte a un profesional de la salud para una evaluación y tratamiento adicionales.

Incorporar el descanso y priorizar el sueño durante la enfermedad es crucial para apoyar los procesos de curación naturales del cuerpo, reducir los síntomas y promover la recuperación general. Al permitir que el cuerpo descanse y se recargue, las personas pueden mejorar su resiliencia y acortar la duración de los resfriados y la gripe.

El poder curativo del descanso

El descanso no es simplemente un lujo sino un componente vital del proceso de curación del cuerpo, particularmente en tiempos de enfermedades como resfriados y gripe. Así es como el descanso contribuye a la curación:

1. **Conservación de energía** : Cuando el cuerpo lucha contra una infección, requiere una cantidad significativa de energía para generar una respuesta inmune. El descanso permite al cuerpo conservar energía que puede redirigirse para combatir patógenos y apoyar la función inmune.

2. **Reparación y regeneración celular**:Durante los periodos de descanso, el cuerpo prioriza la reparación y regeneración celular. Esto incluye reparar los tejidos dañados, reponer las reservas de energía agotadas y eliminar los productos de desecho acumulados durante la enfermedad.

3. **Respaldo del sistema inmunológico** : El descanso adecuado juega un papel crucial en el apoyo a la función inmunológica. El sueño, en particular, es esencial para la producción de células inmunitarias y la regulación de las respuestas inmunitarias. Al descansar lo suficiente, el cuerpo puede fortalecer sus defensas y defenderse más eficazmente de los patógenos invasores.

4. **Reducción de la inflamación** : Se ha demostrado que el descanso reduce la inflamación en el cuerpo, que es una respuesta común a las infecciones. Al minimizar la inflamación, el descanso puede ayudar a aliviar síntomas como dolor de garganta, congestión y dolores corporales asociados con los resfriados y la gripe.

5. **Recuperación mejorada** : El sueño reparador, en particular, promueve una mejor recuperación de la enfermedad. Un sueño de calidad permite que el cuerpo entre en etapas más profundas del sueño donde se produce la reparación de tejidos, la regulación hormonal y la optimización de la función inmune. Esto conduce a una recuperación más rápida y a un mejor bienestar general.

6. **Reducción del estrés** : Descansar también ayuda a reducir los niveles de estrés, lo que puede tener un impacto significativo en la función inmune. Los niveles altos de hormonas del estrés, como el cortisol, pueden suprimir la actividad inmune, lo que dificulta que el cuerpo combata las infecciones. Tomarse tiempo para descansar y relajarse puede contrarrestar estos efectos y apoyar la salud inmunológica.

7. **Prevención de complicaciones** : Al permitir que el cuerpo descanse completamente y se recupere de la enfermedad, las personas pueden reducir el riesgo de desarrollar complicaciones asociadas con los resfriados y la gripe, como infecciones secundarias o enfermedades prolongadas.

En resumen, el descanso es un aspecto fundamental en el proceso de curación del organismo. Al priorizar el descanso durante la enfermedad, las personas pueden reforzar su sistema inmunológico, acelerar la recuperación y reducir la gravedad de los síntomas asociados con los resfriados y la gripe. Ya sea durmiendo lo suficiente, relajándose o simplemente tomándose las cosas con calma, aprovechar el poder curativo del descanso es esencial para la salud y el bienestar general.

Crear un ambiente confortable para dormir es esencial para promover un sueño reparador, especialmente en momentos de enfermedades como resfriados y gripe. A continuación se ofrecen algunos consejos para crear un ambiente óptimo para dormir:

1. **Control de temperatura** :
   - Mantenga la temperatura del dormitorio cómodamente fresca, entre 60 y 67 grados Fahrenheit (15 y 19 grados Celsius), para promover un sueño reparador.
   - Utilice materiales de cama transpirables, como sábanas y mantas de algodón, para ayudar a regular la temperatura corporal y evitar el sobrecalentamiento.

2. **Gestión de la luz** :
   - Mantenga el dormitorio oscuro y propicio para dormir utilizando cortinas opacas o persianas para bloquear la luz no deseada.
   - Minimizar la exposición a dispositivos electrónicos con pantallas brillantes antes de acostarse, ya que la luz azul emitida puede alterar el ciclo natural de sueño-vigilia del cuerpo.

3. **Reducción de ruido** :
   - Minimice las molestias causadas por el ruido utilizando tapones para los oídos o máquinas de ruido blanco para bloquear sonidos no deseados como el tráfico, los vecinos o los ruidos domésticos.
   - Si el ruido es inevitable, considere usar un ventilador o un paisaje sonoro relajante para enmascarar los ruidos molestos y promover la relajación.

4. **Ropa de cama cómoda** :
   - Invierta en un colchón y almohadas cómodos que brinden el soporte y la alineación adecuados para su cuerpo.
   - Elija ropa de cama con tejidos suaves y transpirables que resulten cómodos para la piel y promuevan la relajación.

5. **Aromaterapia** :
   - Utilice aceites esenciales calmantes como lavanda, manzanilla o madera de cedro para crear una atmósfera relajante en el dormitorio.
   - Difunda aceites esenciales o utilice un spray para almohadas para infundir en el aire aromas relajantes que promuevan la relajación y el sueño.

6. **Ordenar y organizar** :
   - Mantenga el dormitorio limpio, ordenado y organizado para crear un ambiente sereno y relajante propicio para dormir.
   - Elimine distracciones como materiales relacionados con el trabajo, dispositivos electrónicos y desorden del dormitorio para promover la relajación y reducir el estrés.

7. **Rituales reconfortantes** :
- Establezca una rutina relajante a la hora de acostarse para indicarle a su cuerpo que es hora de relajarse y prepararse para dormir.
- Participe en actividades relajantes como leer, hacer estiramientos suaves o tomar un baño tibio para promover la relajación y facilitar el sueño.

8. **Humedad óptima** :
- Mantenga niveles óptimos de humedad en el dormitorio para evitar que el aire seco pueda provocar molestias e interrumpir el sueño.
- Utilice un humidificador o deshumidificador según sea necesario para ajustar los niveles de humedad y crear un ambiente confortable para dormir.

Al implementar estas estrategias, puede crear un ambiente para dormir cómodo y relajante que promueva un sueño reparador y mejore la capacidad de su cuerpo para recuperarse de una enfermedad. Dar prioridad a la higiene del sueño y crear un entorno propicio para el sueño puede ayudar a respaldar la salud y el bienestar general, especialmente en momentos de enfermedad.

Capítulo 7

Humidificación

La humidificación juega un papel crucial en la creación de un ambiente para dormir cómodo y saludable, especialmente en épocas de enfermedades como resfriados y gripe. Así es como la humidificación puede beneficiar el sueño y el bienestar general:

1. **Hidrata las vías respiratorias** : Los humidificadores agregan humedad al aire, lo que ayuda a prevenir la sequedad en las fosas nasales, la garganta y los pulmones. Esto puede aliviar síntomas como dolor de garganta, congestión nasal y tos, facilitando la respiración y el sueño cómodo.

2. **Alivia la congestión** : El aumento de la humedad puede ayudar a aflojar la mucosidad y la congestión en el tracto respiratorio, facilitando la respiración y reduciendo las molestias asociadas con la congestión nasal y la presión de los senos nasales.

3. **Promueve un sueño confortable** : Los niveles óptimos de humedad crean un ambiente más cómodo para dormir al evitar el aire seco que

puede causar irritación de la piel, ojos secos e irritación de la garganta. Esto promueve un sueño más profundo y reparador y reduce la probabilidad de despertarse durante la noche debido a molestias.

4. **Previene la sequedad** : El aire seco puede exacerbar los síntomas de infecciones respiratorias y alergias, lo que dificulta la recuperación de una enfermedad. Los humidificadores ayudan a mantener niveles adecuados de humedad en el aire, previniendo la sequedad y la irritación en el tracto respiratorio y promoviendo una curación más rápida.

5. **Reduce los ronquidos** : La humidificación adecuada puede ayudar a reducir los ronquidos al mantener las vías respiratorias húmedas y reducir la inflamación y la congestión en las fosas nasales y la garganta. Esto puede conducir a un sueño más tranquilo y reparador tanto para el que ronca como para su pareja.

6. **Mejora la salud de la piel** : Los humidificadores pueden beneficiar la salud de la piel al prevenir la sequedad y promover la hidratación. El aire adecuadamente hidratado puede ayudar a mantener la barrera natural de

humedad de la piel, reduciendo el riesgo de piel seca y escamosa y promoviendo un cutis saludable.

Al utilizar un humidificador en el dormitorio, es fundamental seguir estos consejos para garantizar una humidificación segura y eficaz:

- Elija el tipo correcto: seleccione un humidificador que se adapte a sus necesidades y preferencias, como niebla fría o niebla cálida, según factores como el clima, la comodidad personal y cualquier problema de salud específico.
- Mantenga una higiene adecuada: limpie y desinfecte su humidificador con regularidad para evitar el crecimiento de moho, bacterias y otros microorganismos dañinos. Siga las instrucciones del fabricante para limpieza y mantenimiento.
- Monitoree los niveles de humedad: use un higrómetro para monitorear los niveles de humedad interior y ajuste la configuración del humidificador según sea necesario para mantener niveles óptimos de humedad (idealmente entre 30 y 50 % de humedad relativa).
- Colóquelo con cuidado: coloque el humidificador en un lugar seguro y estable, lejos del contacto directo con paredes o muebles para evitar daños por agua y garantizar una circulación de aire adecuada.

- Use agua destilada: use agua destilada o desmineralizada en su humidificador para evitar la acumulación de minerales y polvo blanco. Esto puede ayudar a mantener la eficiencia del humidificador y prolongar su vida útil.

Al incorporar la humidificación en su entorno de sueño, puede crear una atmósfera más cómoda y propicia para un sueño reparador y promover una recuperación más rápida de las enfermedades.

El uso de humidificadores es una forma eficaz de aliviar la congestión y aliviar las molestias asociadas con infecciones respiratorias como resfriados y gripe. Así es como pueden ayudar los humidificadores:

1. **Hidratar el aire** : Los humidificadores agregan humedad al aire, lo que ayuda a prevenir la sequedad en las fosas nasales y la garganta. El aire húmedo puede calmar las membranas mucosas irritadas y reducir la inflamación, facilitando la respiración y aliviando la congestión.

2. **Aflojar la mucosidad** : El aumento de humedad puede ayudar a aflojar la mucosidad espesa y la congestión en el tracto respiratorio. Esto facilita que el cuerpo expulse la mucosidad al toser

o sonarse la nariz, lo que alivia la congestión y promueve una respiración más clara.

3. **Reducir la irritación** : El aire seco puede irritar el tracto respiratorio, exacerbando los síntomas de congestión, dolor de garganta y tos. Los humidificadores ayudan a mantener niveles óptimos de humedad en el aire, previniendo la sequedad y reduciendo la irritación en la nariz, la garganta y los pulmones.

4. **Promover una respiración cómoda** : Los niveles de humedad adecuados crean un ambiente respiratorio más cómodo, especialmente para personas con congestión nasal o afecciones respiratorias. El aire húmedo puede ayudar a abrir los conductos nasales y las vías respiratorias, lo que permite una respiración más fácil y cómoda.

5. **Mejora de la calidad del sueño** : La congestión puede interferir con la calidad del sueño al causar malestar y dificultad para respirar, especialmente al estar acostado. Usar un humidificador en el dormitorio puede ayudar a aliviar la congestión y promover una respiración más clara, lo que conduce a una mejor calidad del sueño y noches más tranquilas.

Cuando utilice un humidificador para aliviar la congestión, considere los siguientes consejos para una eficacia y seguridad óptimas:

- Elija el tipo correcto: seleccione un humidificador que se adapte a sus necesidades y preferencias, como niebla fría o niebla cálida, según factores como el clima, la comodidad personal y cualquier problema de salud específico.
- Limpie con regularidad: limpie y desinfecte su humidificador con regularidad para evitar el crecimiento de moho, bacterias y otros microorganismos dañinos. Siga las instrucciones del fabricante para la limpieza y el mantenimiento para garantizar un funcionamiento seguro y eficaz.
- Use agua destilada: use agua destilada o desmineralizada en su humidificador para evitar la acumulación de minerales y polvo blanco. Esto puede ayudar a mantener la eficiencia del humidificador y prolongar su vida útil.
- Monitoree los niveles de humedad: use un higrómetro para monitorear los niveles de humedad interior y ajuste la configuración del humidificador según sea necesario para mantener niveles óptimos de humedad (idealmente entre 30-50% de humedad relativa).
- Colóquelo con cuidado: coloque el humidificador en un lugar seguro y estable, lejos del contacto

directo con paredes o muebles para evitar daños por agua y garantizar una circulación adecuada del aire.

Al utilizar un humidificador para aliviar la congestión, puede crear un ambiente más cómodo y relajante para la salud respiratoria y promover una respiración más clara durante los momentos de enfermedad.

Los métodos de humidificación natural pueden ayudar a aumentar la humedad del aire sin el uso de dispositivos electrónicos. Aquí hay algunas formas naturales efectivas de humidificar su hogar:

1. **Plantas de interior** :
   - Coloque plantas de interior por toda su casa para aumentar naturalmente los niveles de humedad. Las plantas liberan humedad mediante un proceso llamado transpiración, que puede ayudar a humidificar el aire en los espacios interiores.
   - Elija plantas amantes de la humedad, como lirios de la paz, plantas araña, helechos y orquídeas, para maximizar los niveles de humedad.

2. **Abrir contenedores de agua** :
 - Colocar cuencos o recipientes poco profundos llenos de agua cerca de fuentes de calor como radiadores o calefactores. A medida que el agua se evapora, añade humedad al aire, aumentando los niveles de humedad en la habitación.
 - También puedes colocar bandejas o cuencos llenos de agua encima o cerca de las rejillas de calefacción para facilitar la evaporación y la humidificación.

3. **Toallas o Sábanas Húmedas**:
 - Colgar toallas o sábanas húmedas cerca de fuentes de calor o en zonas con aire seco. A medida que el agua se evapora de la tela, libera humedad al aire circundante, lo que aumenta los niveles de humedad.
 - Asegúrese de escurrir el exceso de agua de las toallas o sábanas para evitar goteos y daños por agua en las superficies.

4. **Use un popurrí para estufa** :
 - Cocine a fuego lento una olla con agua y agregue ingredientes aromáticos como rodajas de cítricos, ramas de canela, clavo o hierbas como romero y tomillo.
 - A medida que el agua se evapora, libera humedad y un agradable aroma en el aire,

humedeciendo naturalmente tu hogar y añadiendo un aroma refrescante.

5. **Cuelgue la ropa para que se seque en el interior** :
- Cuelga la ropa mojada para que se seque en el interior en lugar de usar una secadora. A medida que la humedad se evapora de la ropa, aumentan los niveles de humedad en la habitación.
- Este método no sólo humidifica el aire sino que también ahorra energía al reducir la necesidad de utilizar secadora.

6. **Utilice una fuente o elemento de agua en la habitación** :
- Instale una pequeña fuente o elemento de agua en su hogar para crear una fuente natural de humedad. El movimiento del agua y el sonido del agua que fluye pueden agregar un ambiente relajante a su espacio vital al tiempo que aumentan los niveles de humedad.

7. **Ventilación** :
- Abra las ventanas y puertas durante el clima húmedo para permitir que la humedad del aire exterior entre a su casa. Esto puede ayudar a aumentar los niveles de humedad interior de forma

natural, especialmente en áreas con alta humedad exterior.

Al incorporar estos métodos de humidificación natural en su hogar, puede aumentar los niveles de humedad en el aire y crear un ambiente interior más cómodo y saludable, especialmente durante los meses secos de invierno o en climas áridos.

Capítulo 8

Nutrición y Dieta

1. **Importancia de la Nutrición** :
   - Una dieta bien equilibrada desempeña un papel crucial en el apoyo a la salud general y la función inmune, lo cual es esencial para prevenir y controlar los resfriados y la gripe.

2. **Nutrientes clave para la salud inmunológica** :
   - Vitamina C: encontrada en frutas cítricas, pimientos morrones, fresas y verduras de hojas verdes, la vitamina C apoya la función inmune y ayuda a reducir la gravedad y la duración de los síntomas del resfriado.
   - Vitamina D: la exposición a la luz solar, los pescados grasos, los productos lácteos enriquecidos y los suplementos pueden proporcionar vitamina D, que es importante para la regulación inmunológica y la salud respiratoria.
   - Zinc: las fuentes incluyen carnes magras, aves, mariscos, nueces, semillas y cereales integrales. El zinc ayuda a reducir la duración y la gravedad de los síntomas del resfriado y apoya la función inmune.
   - Ácidos grasos omega-3: los ácidos grasos omega-3, que se encuentran en el pescado graso, las

semillas de lino, las semillas de chía y las nueces, tienen propiedades antiinflamatorias que pueden ayudar a reducir la inflamación en el cuerpo y apoyar la función inmune.

3. **Alimentos ricos en antioxidantes** :
   - Incorpore a su dieta alimentos ricos en antioxidantes como bayas, nueces, semillas, verduras de hojas verdes oscuras y frutas y verduras coloridas. Los antioxidantes ayudan a proteger las células del daño causado por los radicales libres dañinos y respaldan la salud y la inmunidad en general.

4. **Hidratación** :
   - Beba muchos líquidos, incluida agua, infusiones de hierbas, caldos y sopas, para mantenerse hidratado y favorecer la función inmunológica adecuada. Una hidratación adecuada ayuda a mantener la integridad de las membranas mucosas y apoya los mecanismos de defensa naturales del cuerpo.

5. **Alimentos ricos en proteínas** :
   - Incluya en su dieta fuentes magras de proteínas como aves, pescado, huevos, frijoles, lentejas, tofu y productos lácteos bajos en grasa. La

proteína es esencial para construir y reparar tejidos, incluidos los involucrados en la función inmune.

6. **Ajo y cebolla** :
   - Incorpora ajo y cebolla a tus comidas, ya que contienen compuestos con propiedades antimicrobianas y estimulantes del sistema inmunológico. Estos ingredientes pueden ayudar a apoyar la función inmune y reducir el riesgo de infecciones.

7. **Alimentos probióticos** :
   - Consuma alimentos ricos en probióticos como yogur, kéfir, chucrut, kimchi y kombucha para favorecer la salud intestinal y la función inmunológica. Los probióticos ayudan a mantener un equilibrio saludable de bacterias beneficiosas en el intestino, que desempeña un papel crucial en la regulación inmunológica.

8. **Limite el azúcar y los alimentos procesados** :
   - Minimizar el consumo de snacks, bebidas y alimentos procesados azucarados, ya que el consumo excesivo de azúcar puede suprimir la función inmune y aumentar la susceptibilidad a las infecciones. Concéntrese en alimentos integrales y

ricos en nutrientes para respaldar una salud e inmunidad óptimas.

9. **Consumo moderado de alcohol** :
   - Limite el consumo de alcohol, ya que el consumo excesivo de alcohol puede afectar la función inmune y alterar los patrones de sueño, lo que dificulta que el cuerpo pueda combatir las infecciones.

10. **Comidas y refrigerios balanceados** :
    - Intente consumir comidas y refrigerios equilibrados que incluyan una variedad de alimentos ricos en nutrientes de todos los grupos de alimentos para asegurarse de obtener vitaminas, minerales y antioxidantes esenciales para respaldar la salud inmunológica.

Al priorizar una dieta rica en nutrientes que incluya una variedad de frutas, verduras, proteínas magras, cereales integrales y grasas saludables, puede respaldar la función inmunológica, promover la salud general y reducir el riesgo de resfriados y gripe. Además, mantenerse hidratado y minimizar el consumo de alimentos azucarados y procesados puede reforzar aún más las defensas del cuerpo contra las enfermedades.

Alimentos para comer durante el resfriado y la gripe:

1. **Caldos y Sopas:**
    - La sopa de pollo con fideos, la sopa de verduras o el caldo de huesos son hidratantes y aportan nutrientes esenciales para favorecer la recuperación. El líquido tibio puede aliviar el dolor de garganta y brindar comodidad.

2. **Frutas cítricas :**
    - Las naranjas, los limones, los pomelos y las limas son ricos en vitamina C, que puede ayudar a estimular el sistema inmunológico y reducir la gravedad de los síntomas del resfriado.

3. **Bayas :**
    - Los arándanos, las fresas, las frambuesas y las moras están llenos de antioxidantes que ayudan a combatir las infecciones y reducir la inflamación.

4. **Ajo y cebolla :**
    - El ajo y la cebolla contienen compuestos con propiedades antimicrobianas que pueden ayudar a combatir los virus del resfriado y la gripe. Incorpórelos a sopas, guisos y salteados para obtener más sabor y beneficios para la salud.

5. **Jengibre** :
   - El jengibre tiene propiedades antiinflamatorias y calmantes que pueden ayudar a aliviar las náuseas, el dolor de garganta y la congestión. Disfrute del té de jengibre o agregue jengibre fresco a sopas y batidos.

6. **Cariño** :
   - La miel tiene propiedades antimicrobianas y puede ayudar a aliviar el dolor de garganta y la tos. Agregue miel a los tés de hierbas o consúmala sola para aliviarse.

7. **Yogur y alimentos probióticos** :
   - El yogur, el kéfir, el chucrut y el kimchi contienen probióticos que favorecen la salud intestinal y la función inmunológica. Elija yogur sin azúcar para obtener los mejores beneficios para la salud.

8. **Cúrcuma** :
   - La cúrcuma contiene curcumina, un compuesto con propiedades antiinflamatorias y antioxidantes. Agregue cúrcuma a sopas, curry o leche dorada por sus beneficios para estimular el sistema inmunológico.

9. **Verduras de hoja verde** :
   - Las espinacas, la col rizada, las acelgas y otras verduras de hojas verdes son ricas en vitaminas, minerales y antioxidantes que apoyan la función inmune y la salud en general.

10. **Pescado azul** :
    - El salmón, la caballa y las sardinas tienen un alto contenido de ácidos grasos omega-3, que tienen propiedades antiinflamatorias que pueden ayudar a reducir la inflamación y apoyar la salud inmunológica.

11. **Té Caliente con Limón y Miel** :
    - Los tés de hierbas como la manzanilla, la menta y la equinácea pueden proporcionar hidratación y alivio calmante para los síntomas del resfriado. Agregue limón para obtener vitamina C y miel por sus propiedades antimicrobianas.

12. **Cereales integrales** :
    - Los cereales integrales como la avena, el arroz integral, la quinua y la cebada proporcionan energía y nutrientes esenciales para respaldar la respuesta inmunitaria del cuerpo durante las enfermedades.

13. **Aves de corral** :
   - El pollo y el pavo contienen proteínas y aminoácidos esenciales que apoyan la función inmune y promueven la recuperación. Disfrute de cortes magros de aves en sopas, ensaladas o sándwiches.

14. **Comidas picantes** :
   - Los alimentos picantes como los chiles, el rábano picante y la mostaza pueden ayudar a eliminar la congestión nasal y estimular la liberación de moco, aliviando los síntomas del resfriado.

15. **Fluidos** :
   - Manténgase hidratado bebiendo mucha agua, infusiones de hierbas, caldos y bebidas ricas en electrolitos como agua de coco para favorecer la hidratación y la recuperación.

Incorporar estos alimentos ricos en nutrientes a su dieta durante el resfriado y la gripe puede ayudar a respaldar la función inmune, reducir la inflamación y aliviar los síntomas, promoviendo una recuperación más rápida y el bienestar general.

Alimentos que se deben evitar durante el resfriado y la gripe :

1. **Alimentos y bebidas azucarados** :
   - Evite los bocadillos azucarados, los dulces, los refrescos y las bebidas azucaradas, ya que pueden suprimir la función inmune y empeorar la inflamación.

2. **Alimentos procesados** :
   - Limitar el consumo de alimentos procesados y envasados con alto contenido de carbohidratos refinados, grasas no saludables y aditivos artificiales. Estos alimentos ofrecen poco valor nutricional y pueden debilitar el sistema inmunológico.

3. **Alimentos fritos y grasosos** :
   - Evite los alimentos fritos, la comida rápida y los snacks grasosos, ya que pueden ser difíciles de digerir y pueden exacerbar los síntomas gastrointestinales como náuseas o indigestión.

4. **Alcohol** :
   - Evite el alcohol, ya que puede deshidratar el cuerpo, perjudicar la función inmune y alterar los patrones de sueño, que son esenciales para la recuperación de una enfermedad.

5. **Bebidas con cafeína** :
   - Limitar el consumo de bebidas con cafeína como café, té negro y bebidas energéticas, ya que pueden interferir con la hidratación y alterar el sueño, provocando fatiga y deterioro de la función inmune.

6. **Productos lácteos (para algunas personas)** :
   - Algunas personas pueden encontrar que los productos lácteos exacerban la congestión y la producción de moco durante los resfriados y la gripe. Si experimenta un aumento de mucosidad o congestión después de consumir lácteos, considere reducir o evitar los productos lácteos temporalmente.

7. **Alimentos picantes y ácidos** :
   - Los alimentos picantes, los alimentos ácidos y los condimentos como la salsa picante, el vinagre y los cítricos pueden irritar el dolor de garganta o exacerbar los síntomas gastrointestinales, por lo que es mejor evitarlos si no se siente bien.

8. **Exceso de sal** :
   - Minimizar el consumo de alimentos muy salados como patatas fritas, snacks procesados y sopas enlatadas, ya que el consumo excesivo de sal

puede contribuir a la deshidratación y exacerbar la inflamación.

9. **Comidas abundantes** :
   - Evite consumir comidas copiosas y pesadas que puedan sobrecargar la digestión y los niveles de energía. Opte por comidas y refrigerios más pequeños y livianos que sean más fáciles de digerir y proporcionen energía constante durante todo el día.

10. **Alimentos crudos o poco cocidos** :
    - Durante una enfermedad, es mejor evitar los alimentos crudos o poco cocidos, incluidas las carnes, los mariscos, los huevos y los productos lácteos no pasteurizados, para reducir el riesgo de enfermedades transmitidas por los alimentos y malestar gastrointestinal.

11. **Exceso de especias y condimentos** :
    - Si bien las hierbas y especias pueden agregar sabor y nutrientes a las comidas, el uso excesivo de especias y condimentos fuertes puede irritar el tracto digestivo o exacerbar los síntomas de náuseas o indigestión.

12. **Cigarrillos y productos de tabaco** :
    - Si fuma, evite los cigarrillos y los productos de tabaco durante los resfriados y la gripe, ya que fumar puede empeorar los síntomas respiratorios, afectar la función inmune y retrasar la recuperación de la enfermedad.

Al evitar estos alimentos y bebidas durante los resfriados y la gripe, puede apoyar la función inmune, reducir la inflamación y aliviar los síntomas, promoviendo una recuperación más rápida y el bienestar general. En su lugar, concéntrese en consumir alimentos ricos en nutrientes y mantenerse hidratado para respaldar los procesos de curación naturales de su cuerpo.

Capítulo 9

Terapias alternativas

Las terapias alternativas pueden complementar los tratamientos convencionales y ayudar a aliviar los síntomas de los resfriados y la gripe. Aquí hay algunas terapias alternativas a considerar:

1. **Acupuntura** :
   - La acupuntura implica la inserción de finas agujas en puntos específicos del cuerpo para estimular el flujo de energía y promover la curación. Puede ayudar a aliviar síntomas como congestión, dolor de cabeza y dolores corporales asociados con resfriados y gripe.

2. **Medicina herbaria** :
   - Los remedios a base de hierbas, incluidos tés, tinturas y suplementos, pueden reforzar la función inmunológica y ayudar a aliviar los síntomas de los resfriados y la gripe. Las hierbas populares para los resfriados y la gripe incluyen la equinácea, la baya del saúco, el jengibre y la raíz de regaliz.

3. **Homeopatía** :
   - Los remedios homeopáticos utilizan sustancias altamente diluidas para estimular los procesos

curativos naturales del cuerpo. Remedios como Oscillococcinum y Arsenicum album se utilizan comúnmente para los síntomas de resfriados y gripe.

4. **Aromaterapia** :
   - La aromaterapia implica el uso de aceites esenciales para promover el bienestar físico y emocional. La inhalación, el masaje y la difusión de aceites como el de eucalipto, menta, lavanda y árbol de té pueden ayudar a aliviar la congestión, aliviar la tensión muscular y favorecer la relajación durante la enfermedad.

5. **Naturopatía** :
   - La medicina naturopática se centra en enfoques holísticos de la salud, incluida la nutrición, modificaciones del estilo de vida y terapias naturales. Los médicos naturópatas pueden recomendar cambios en la dieta, suplementos, hidroterapia y otros tratamientos naturales para apoyar la función inmune y aliviar los síntomas de los resfriados y la gripe.

6. **Atención quiropráctica** :
   - Los ajustes quiroprácticos pueden ayudar a mejorar la alineación de la columna y la función del sistema nervioso, lo que puede respaldar la función

inmune y la salud en general. Algunas personas encuentran alivio de los síntomas del resfriado y la gripe mediante ajustes quiroprácticos.

7. **Medicina Tradicional China (MTC)** :
   - La MTC incluye modalidades como la acupuntura, las hierbas medicinales, las ventosas y el qigong para restablecer el equilibrio y la armonía en el cuerpo. Los profesionales de la medicina tradicional china pueden recetar fórmulas herbales personalizadas y tratamientos de acupuntura para abordar los síntomas del resfriado y la gripe según patrones individuales de desequilibrio.

8. **Terapia de masaje** :
   - La terapia de masaje puede ayudar a reducir la tensión muscular, mejorar la circulación y promover la relajación durante la enfermedad. Las técnicas de masaje suave, como el masaje sueco o el masaje de drenaje linfático, pueden ayudar a aliviar los síntomas y apoyar los procesos naturales de curación del cuerpo.

9. **Hidroterapia** :
   - La hidroterapia implica el uso de agua en diversas formas (como baños calientes, baños de vapor y duchas de contraste) para promover la relajación, estimular la circulación y apoyar la

desintoxicación. La hidroterapia puede ayudar a aliviar la congestión, calmar los músculos adoloridos y promover el bienestar general durante los resfriados y la gripe.

10. **Prácticas Mente-Cuerpo** :
    - Las prácticas mente-cuerpo como el yoga, el tai chi, la meditación y los ejercicios de respiración profunda pueden ayudar a reducir el estrés, apoyar la función inmune y promover la relajación durante la enfermedad. Estas prácticas también pueden mejorar la resiliencia y el bienestar generales.

Al considerar terapias alternativas para los resfriados y la gripe, es esencial consultar con profesionales calificados e informar a su proveedor de atención médica sobre cualquier tratamiento complementario que esté considerando. La integración de terapias alternativas con tratamientos convencionales puede proporcionar un enfoque holístico para controlar los síntomas y promover la recuperación de los resfriados y la gripe.

La acupuntura es una antigua práctica curativa arraigada en la medicina tradicional china (MTC) que implica la inserción de finas agujas en puntos específicos del cuerpo para equilibrar el flujo de energía, o qi (pronunciado "chee"), a lo largo de los meridianos. Así es como funciona la acupuntura para equilibrar el flujo de energía:

1. **Sistema de meridianos** :
   - Según la teoría de la medicina tradicional china, el cuerpo contiene una red de meridianos, o canales de energía, a través de los cuales fluye el qi. Hay 12 meridianos principales, cada uno asociado con órganos y funciones corporales específicos.

2. **Qi y Salud** :
   - Se cree que el Qi es la fuerza vital que anima el cuerpo y mantiene la salud y la vitalidad. Cuando el qi se bloquea o se desequilibra, puede provocar dolor, enfermedad y disfunción.

3. **Puntos de acupuntura** :
   - Los puntos de acupuntura son lugares específicos a lo largo de los meridianos donde se puede acceder y manipular el qi. Se cree que estos puntos corresponden a diversos órganos, tejidos y funciones del cuerpo.

4. **Estimulación con aguja** :
   - La acupuntura implica la inserción de agujas finas y estériles en puntos de acupuntura para

estimular y regular el flujo de qi. Las agujas normalmente se insertan a diferentes profundidades dependiendo de la condición del individuo y del efecto terapéutico deseado.

5. **Balancing Qi** :
   - La acupuntura tiene como objetivo restablecer el equilibrio y la armonía dentro del cuerpo regulando el flujo de qi. Dependiendo de la presentación individual, la acupuntura puede tonificar el qi deficiente, dispersar el exceso de qi o armonizar los desequilibrios entre las energías yin y yang.

6. **Efectos en el cuerpo** :
   - La acupuntura puede tener una variedad de efectos fisiológicos en el cuerpo, incluyendo:
     - Estimular la liberación de endorfinas y otros neurotransmisores, que pueden ayudar a reducir el dolor y promover la relajación.
     - Modular la actividad del sistema nervioso autónomo, que regula funciones como el ritmo cardíaco, la digestión y la respuesta inmune.
     - Aumentar el flujo sanguíneo y la circulación para promover la curación y reparación de tejidos.
     - Regular las respuestas inflamatorias e inmunes para apoyar la salud y el bienestar general.

7. **Enfoque holístico** :
   - La acupuntura se utiliza a menudo como parte de un plan de tratamiento integral que puede incluir modificaciones en la dieta, remedios a base de hierbas, cambios en el estilo de vida y otras terapias complementarias. Al abordar los desequilibrios en el sistema energético del cuerpo, la acupuntura tiene como objetivo promover una salud y vitalidad óptimas a nivel físico, emocional y espiritual.

En general, la acupuntura se basa en el principio de restaurar el equilibrio y la armonía dentro del sistema energético del cuerpo para apoyar la salud y el bienestar. Mediante la suave estimulación de los puntos de acupuntura, la acupuntura puede ayudar a regular el flujo de qi y aliviar una amplia gama de síntomas y afecciones, incluidos los asociados con los resfriados y la gripe.

La homeopatía es un sistema holístico de medicina que utiliza sustancias altamente diluidas para estimular los procesos curativos naturales del cuerpo. Un elemento central de la homeopatía es el principio de "lo similar cura lo similar", lo que significa que una sustancia que causa síntomas en una persona sana puede usarse para tratar síntomas similares en alguien que no se encuentra bien. Así es como la homeopatía proporciona un tratamiento individualizado para los síntomas:

1. **Enfoque centrado en el paciente** :
   - La homeopatía tiene en cuenta los síntomas, características y experiencias únicos de cada paciente individual. Los homeópatas realizan entrevistas y evaluaciones exhaustivas para comprender los aspectos físicos, mentales y emocionales de la salud de una persona.

2. **Coincidencia de síntomas** :
   - Los remedios homeopáticos se seleccionan según el principio de similitud de síntomas. El homeópata evalúa la totalidad de los síntomas experimentados por el paciente y selecciona un remedio que se acerque mucho al perfil de síntomas único de la persona.

3. **Individualización del Tratamiento** :
   - El tratamiento homeopático es altamente individualizado, con diferentes remedios elegidos para diferentes pacientes en función de sus síntomas específicos, constitución y estado de salud general. Lo que funciona para una persona puede no funcionar para otra, incluso si tiene síntomas similares.

4. **Potenciación** :
   - Los remedios homeopáticos se preparan mediante un proceso llamado potenciación, que implica diluciones en serie y sucusión (agitación vigorosa). Este proceso elimina las propiedades materiales de la sustancia original mientras conserva su esencia energética o potencial curativo.

5. **Dosis mínima** :
   - Los remedios homeopáticos se administran en formas muy diluidas y potenciadas, a menudo en forma de bolitas de azúcar o tinturas líquidas. El uso de dosis mínimas reduce el riesgo de toxicidad y efectos secundarios al tiempo que maximiza los efectos terapéuticos del remedio.

6. **Medicina dinámica** :
   - Los remedios homeopáticos actúan a nivel energético para estimular la fuerza vital del cuerpo o la capacidad curativa innata. En lugar de suprimir los síntomas, la homeopatía tiene como objetivo apoyar los mecanismos de autocuración del cuerpo y restablecer el equilibrio y la armonía.

7. **Respuesta de autocuración** :
   - Se cree que los remedios homeopáticos estimulan la respuesta de autocuración del cuerpo, desencadenando una cascada de cambios

fisiológicos y bioquímicos que promueven la curación y la resolución de los síntomas.

8. **Atención Complementaria e Integrativa**:
   - La homeopatía se puede utilizar sola o como parte de un plan de tratamiento integral que puede incluir medicina convencional, modificaciones en el estilo de vida, cambios en la dieta y otras terapias complementarias. Los homeópatas suelen trabajar en colaboración con otros proveedores de atención médica para optimizar la atención al paciente.

En general, la homeopatía proporciona un tratamiento individualizado para los síntomas al combinar remedios específicos con el perfil de síntomas único de cada paciente. Al abordar las causas subyacentes de las enfermedades y apoyar los mecanismos de curación innatos del cuerpo, la homeopatía tiene como objetivo promover la salud y el bienestar holísticos

Capítulo 10

Ejercicio y movimiento

El ejercicio y el movimiento desempeñan papeles cruciales en el mantenimiento de la salud general y el apoyo a la función inmunológica, lo que puede ayudar a prevenir y aliviar los síntomas de los resfriados y la gripe. Así es como el ejercicio y el movimiento contribuyen a la salud durante los resfriados y la gripe:

1. **Estimular la función inmune** :
   - Se ha demostrado que el ejercicio regular mejora la función inmune al aumentar la circulación, promover la producción de células inmunes y reducir la inflamación. Esto puede ayudar a fortalecer las defensas del cuerpo contra resfriados, gripe y otras infecciones.

2. **Reducir el estrés** :
   - El ejercicio ayuda a reducir los niveles de estrés liberando endorfinas, neurotransmisores que promueven sensaciones de bienestar y relajación. Manejar el estrés es esencial para mantener un sistema inmunológico saludable y reducir la susceptibilidad a las enfermedades.

3. **Mejora de la salud respiratoria** :
   - El ejercicio aeróbico moderado, como caminar a paso ligero, andar en bicicleta o nadar, puede mejorar la función respiratoria y la capacidad pulmonar. Esto puede ayudar a aliviar los síntomas de congestión y promover una respiración más clara durante los resfriados y la gripe.

4. **Mejora de la circulación** :
   - La actividad física aumenta el flujo sanguíneo y la circulación por todo el cuerpo, entregando oxígeno y nutrientes a los tejidos y órganos. Una circulación mejorada puede respaldar los procesos de curación naturales del cuerpo y ayudar en la recuperación de enfermedades.

5. **Promoviendo la desintoxicación** :
   - Sudar durante el ejercicio ayuda a eliminar toxinas del cuerpo a través de la piel. Esto puede favorecer la desintoxicación y la eliminación de productos de desecho, lo que podría reducir la duración y la gravedad de la enfermedad.

6. **Mantener un peso saludable** :
   - El ejercicio regular ayuda a mantener un peso y una composición corporal saludables, lo cual es importante para la salud general y la función inmune. El exceso de peso corporal puede

aumentar el riesgo de enfermedades crónicas y perjudicar las respuestas inmunitarias.

7. **Mejora del estado de ánimo y la salud mental** :
   - El ejercicio tiene efectos que mejoran el estado de ánimo y puede ayudar a aliviar los síntomas de depresión, ansiedad y estrés. Mantener una salud mental positiva es importante para el bienestar general y la función inmune.

8. **Mejora de la calidad del sueño** :
   - La actividad física regular puede mejorar la calidad y duración del sueño, lo cual es esencial para la función inmune y la recuperación de enfermedades. Un sueño reparador adecuado respalda las respuestas inmunitarias y mejora la capacidad del cuerpo para combatir infecciones.

9. **Promoviendo el drenaje linfático** :
   - El movimiento y el ejercicio ayudan a estimular la circulación linfática, facilitando la eliminación de productos de desecho, toxinas y patógenos del organismo. Esto puede apoyar la función inmune y reducir el riesgo de infección.

10. **Moderación y descanso durante la enfermedad** :

- Si bien el ejercicio regular es beneficioso para la salud en general, es importante escuchar a su cuerpo y descansar cuando no se sienta bien. Durante los resfriados y la gripe, priorice los movimientos suaves, como estiramientos, yoga o caminatas cortas, y evite el ejercicio intenso o extenuante hasta que se haya recuperado por completo.

Incorporar ejercicio y movimiento regulares en su rutina diaria puede respaldar la función inmunológica, promover la salud general y reducir el riesgo de resfriados y gripe. Además, mantenerse activo durante la enfermedad, al mismo tiempo que se prioriza el descanso y la recuperación, puede ayudar a aliviar los síntomas y respaldar los procesos naturales de curación del cuerpo.

El ejercicio suave puede ser beneficioso para aliviar los síntomas durante los resfriados y la gripe, ya que ayuda a promover la circulación, reducir la tensión muscular y respaldar el bienestar general sin ejercer una tensión excesiva en el cuerpo. A continuación se muestran algunos ejercicios suaves y prácticas de movimiento que pueden brindar alivio:

1. **Caminando** :
   - Realizar caminatas cortas y tranquilas puede ayudar a aumentar la circulación, despejar la mente y mejorar el estado de ánimo durante una enfermedad. Trate de mantener un ritmo suave y escuche las señales de su cuerpo para evitar el esfuerzo excesivo.

2. **Yoga** :
   - Las posturas y estiramientos suaves de yoga pueden ayudar a aliviar la tensión muscular, mejorar la flexibilidad y promover la relajación. Elija prácticas de yoga restaurativo o yin que se centren en estiramientos suaves, respiración profunda y atención plena.

3. **Tai Chi** :
   - El Tai Chi es una forma suave de movimiento que implica movimientos lentos y fluidos y respiración profunda. Puede ayudar a mejorar el equilibrio, la coordinación y la relajación mientras promueve una sensación de calma y bienestar.

4. **Qi Gong** :
   - Qi Gong combina movimientos suaves, respiración y meditación para promover el flujo de energía y el equilibrio dentro del cuerpo. Puede ayudar a reducir el estrés, mejorar la vitalidad y apoyar la función inmune durante la enfermedad.

5. **Pilates** :
   - Pilates se centra en la fuerza central, la flexibilidad y la conciencia corporal a través de movimientos controlados y respiración. Elija ejercicios suaves de Pilates que enfaticen la alineación y los movimientos de bajo impacto para favorecer la recuperación de una enfermedad.

6. **Estiramiento** :
   - Los ejercicios de estiramiento suaves pueden ayudar a aliviar la rigidez y la tensión muscular, mejorar la flexibilidad y promover la relajación. Concéntrese en estiramientos lentos y controlados dirigidos a áreas de tensión o malestar.

7. **Ejercicios de respiración** :
   - Practicar ejercicios de respiración profunda puede ayudar a reducir el estrés, promover la relajación y apoyar la función respiratoria durante la enfermedad. Pruebe la respiración diafragmática, la respiración por fosas nasales alternas o técnicas

de relajación guiada para calmar la mente y el cuerpo.

8. **Natación o aeróbic acuático** :
   - Si se siente con ganas, nadar suavemente o hacer ejercicios aeróbicos acuáticos en una piscina tibia puede brindarle un alivio relajante para los músculos y articulaciones adoloridos, al mismo tiempo que promueve un movimiento suave y la relajación.

9. **Estiramiento suave** :
   - Realice ejercicios de estiramiento suaves dirigidos a áreas de tensión, como estiramientos de cuello, giros de hombros y giros suaves. Mantenga cada estiramiento durante 15 a 30 segundos y evite rebotar o estirarse demasiado.

10. **Movimiento Consciente** :
    - Participar en actividades que promuevan la atención plena y la conciencia del momento presente, como meditación caminando, estiramientos conscientes o prácticas de movimientos suaves como Feldenkrais o Técnica Alexander.

Cuando realice ejercicio suave durante los resfriados y la gripe, escuche las señales de su cuerpo y evite esforzarse demasiado. Descanse según sea necesario, manténgase hidratado y priorice el cuidado personal para respaldar los procesos de curación naturales de su cuerpo. Si experimenta síntomas graves o un empeoramiento de la enfermedad, consulte con un profesional de la salud antes de reanudar el ejercicio.

El yoga y los estiramientos son excelentes prácticas para promover la relajación, reducir el estrés y aliviar la tensión en el cuerpo y la mente. A continuación le mostramos cómo puede incorporar yoga y estiramientos en su rutina para relajarse durante los resfriados y la gripe:

1. **Posturas suaves de yoga** :
   - Elija posturas de yoga suaves que se centren en la respiración profunda, los estiramientos suaves y la relajación. Posturas como la postura del niño (Balasana), el estiramiento del gato y la vaca y la postura de las piernas hacia arriba (Viparita Karani) pueden ayudar a liberar la tensión y promover la relajación.

2. **Técnicas de respiración profunda** :
   - Practicar ejercicios de respiración profunda, como la respiración diafragmática (también

conocida como respiración abdominal), para calmar el sistema nervioso e inducir un estado de relajación. Combine la respiración profunda con posturas suaves de yoga para obtener beneficios adicionales de relajación.

3. **Yoga Restaurativo** :
   - El yoga restaurativo implica posturas pasivas y con apoyo que se mantienen durante períodos prolongados para promover una relajación profunda y aliviar el estrés. Utilice accesorios como mantas, almohadones y almohadas para sostener su cuerpo en posturas suaves y relajantes, como la postura del puente con apoyo o la postura del ángulo reclinado.

4. **Plegado hacia adelante sentado (Paschimottanasana)** :
   - Siéntate en el suelo con las piernas extendidas frente a ti. Doble lentamente hacia adelante desde las caderas, llevando las manos hacia los pies o apoyándolas sobre las piernas. Mantenga la columna alargada y la respiración profunda mientras estira suavemente la parte posterior del cuerpo. Mantén la postura durante varias respiraciones y luego suéltala lentamente.

5. **Estiramientos de cuello y hombros** :
   - Estire suavemente el cuello y los hombros para aliviar la tensión y favorecer la relajación. Pruebe girar suavemente el cuello, encoger los hombros y estirar el cuello hacia los lados para liberar la tensión en la parte superior del cuerpo.

6. **Giro supino** :
   - Acuéstese boca arriba con las rodillas dobladas y los pies apoyados en el suelo. Extiende los brazos hacia los lados en posición de T. Baje lentamente ambas rodillas hacia un lado, manteniendo los hombros firmes. Mantenga el giro durante unas cuantas respiraciones y luego cambie de lado. Esta postura ayuda a liberar la tensión en la columna y promueve la relajación.

7. **Savasana (Postura del cadáver)** :
   - Finaliza tu sesión de yoga o estiramientos con Savasana, una postura de relajación total. Acuéstese boca arriba con las piernas extendidas y los brazos a los lados, con las palmas hacia arriba. Cierra los ojos y deja que tu cuerpo se relaje por completo, concentrándote en tu respiración y liberando la tensión con cada exhalación.

8. **Relajación o Meditación Guiada** :
   - Incorpora prácticas guiadas de relajación o meditación en tu rutina de yoga o estiramientos para mejorar la relajación y promover la calma mental. Utilice imágenes suaves, música relajante o grabaciones de meditación guiada para guiarlo hacia un estado de relajación profunda.

Al incorporar prácticas de yoga y estiramiento a su rutina, puede promover la relajación, reducir el estrés y aliviar la tensión en el cuerpo y la mente, apoyando su bienestar general durante los resfriados y la gripe. Recuerde escuchar su cuerpo y modificar las posturas según sea necesario para adaptarlas a su nivel de comodidad y a su estado de salud actual.

Capítulo 11

Remedios caseros para niños

Los remedios caseros para niños pueden brindar un suave alivio de los síntomas de los resfriados y la gripe, al mismo tiempo que apoyan su sistema inmunológico y su bienestar general. A continuación se muestran algunos remedios caseros eficaces y seguros para niños:

1. **Mucho descanso** :
   - Asegúrese de que su hijo descanse lo suficiente para favorecer los procesos de curación naturales de su cuerpo. Fomente actividades tranquilas como leer, colorear o mirar películas para ayudarlos a relajarse y recuperarse.

2. **Hidratación** :
   - Mantenga a su hijo bien hidratado ofreciéndole abundantes líquidos como agua, infusiones, zumos de frutas diluidos y caldos claros. Mantenerse hidratado ayuda a aliviar el dolor de garganta, diluir la mucosidad y prevenir la deshidratación.

3. **Líquidos calientes** :
   - Ofrezca líquidos tibios como infusiones de hierbas, agua tibia con miel o caldo de pollo para

ayudar a aliviar el dolor de garganta, aliviar la congestión y brindar comodidad.

4. **Humidificador** :
   - Utilice un humidificador de vapor frío en la habitación de su hijo para humedecer el aire y ayudar a aliviar la congestión y la tos. Limpie el humidificador con regularidad para evitar el crecimiento de moho y bacterias.

5. **Gotas de solución salina nasal** :
   - Utilice gotas o aerosoles nasales salinos para ayudar a aliviar la congestión nasal y eliminar la mucosidad de las fosas nasales de su hijo. Las gotas salinas son seguras y suaves para niños de todas las edades.

6. **Terapia de vapor** :
   - Cree un ambiente lleno de vapor en el baño abriendo una ducha o un baño caliente y sentándose con su hijo en la habitación llena de vapor durante unos minutos. El vapor ayuda a aliviar la congestión y facilitar la respiración.

7. **Cariño** :
   - Para niños mayores de un año, la miel puede ayudar a calmar la tos y el dolor de garganta. Ofrezca una cucharadita de miel sola o mézclela con

agua tibia o té de hierbas. Nunca le dé miel a niños menores de un año debido al riesgo de botulismo infantil.

8. **Haga gárgaras con sal tibia** :
   - Para los niños mayores que pueden hacer gárgaras con seguridad, hacerlo con agua tibia y sal puede ayudar a aliviar el dolor de garganta y reducir la inflamación. Mezcle una cucharadita de sal en agua tibia y haga que su hijo haga gárgaras con la solución durante unos segundos antes de escupirla.

9. **Sopa de pollo** :
   - La sopa de pollo caliente puede proporcionar alimento, hidratación y consuelo a los niños con resfriados y gripe. La sopa de pollo casera con verduras contiene nutrientes que apoyan la función inmune y promueven la curación.

10. **Nutrición adecuada** :
    - Ofrezca a su hijo una dieta equilibrada rica en frutas, verduras, cereales integrales y proteínas magras para apoyar su sistema inmunológico y su salud en general. Limite los refrigerios azucarados y los alimentos procesados que pueden debilitar el sistema inmunológico.

11. **Fomente el sonarse la nariz** :
   - Enséñele a su hijo a sonarse la nariz suavemente para ayudar a eliminar la congestión y aliviar las molestias. Proporcione pañuelos o toallitas suaves para evitar la irritación de la piel alrededor de la nariz.

12. **Compresas tibias** :
   - Aplique una toallita tibia y húmeda en la frente, los senos nasales o el pecho de su hijo para ayudar a aliviar la congestión, aliviar la tensión muscular y brindarle comodidad.

Siempre consulte con el pediatra de su hijo antes de administrar cualquier remedio casero, especialmente si su hijo tiene problemas de salud subyacentes o está tomando medicamentos. Además, controle de cerca los síntomas de su hijo y busque atención médica si empeoran o persisten durante un período prolongado.

Los remedios seguros y eficaces para los niños pueden ayudar a aliviar los síntomas de los resfriados y la gripe y, al mismo tiempo, respaldar su sistema inmunológico y su bienestar general. Aquí hay algunos remedios recomendados:

1. **Hidratación** :
   - Anime a su hijo a beber muchos líquidos, como agua, infusiones, jugos de frutas diluidos y caldos claros, para mantenerse hidratado y ayudar a aflojar la mucosidad.

2. **Descanso** :
   - Asegúrese de que su hijo descanse lo suficiente para apoyar el proceso de curación de su cuerpo. Permítales quedarse en casa y no ir a la escuela o a la guardería para descansar y recuperarse por completo.

3. **Gotas de solución salina nasal** :
   - Utilice gotas o aerosoles nasales salinos para ayudar a aliviar la congestión nasal y eliminar la mucosidad de las fosas nasales de su hijo. Las gotas salinas son seguras y suaves para niños de todas las edades.

4. **Humidificador** :
   - Utilice un humidificador de vapor frío en la habitación de su hijo para humedecer el aire y ayudar a aliviar la congestión, la tos y el dolor de garganta. Limpie el humidificador con regularidad para evitar el crecimiento de moho y bacterias.

5. **Líquidos calientes** :
   - Ofrezca líquidos tibios como infusiones de hierbas, agua tibia con miel o caldo de pollo para aliviar el dolor de garganta, aliviar la tos y brindar consuelo.

6. **Cariño** :
   - Para niños mayores de un año, la miel puede ayudar a aliviar la tos y calmar el dolor de garganta. Ofrezca una cucharadita de miel sola o mézclela con agua tibia o té de hierbas. No dar miel a niños menores de un año por riesgo de botulismo infantil.

7. **Sopa de pollo** :
   - La sopa de pollo caliente puede proporcionar alimento, hidratación y consuelo a los niños con resfriados y gripe. La sopa de pollo casera con verduras contiene nutrientes que apoyan la función inmune y promueven la curación.

8. **Nutrición adecuada** :
   - Ofrezca a su hijo una dieta equilibrada rica en frutas, verduras, cereales integrales y proteínas magras para apoyar su sistema inmunológico y su salud en general. Limite los refrigerios azucarados y los alimentos procesados que pueden debilitar el sistema inmunológico.

9. **Lavado de manos frecuente** :
   - Anime a su hijo a lavarse las manos frecuentemente con agua y jabón para prevenir la propagación de gérmenes y reducir el riesgo de infección.

10. **Baños tibios** :
    - Un baño tibio puede ayudar a relajar los músculos de su hijo, aliviar la congestión y brindarle un confort relajante. Agregue unas gotas de aceite esencial de eucalipto o lavanda al agua del baño para obtener relajación y apoyo respiratorio adicional.

11. **Elevando la cabeza** :
    - Eleve la cabeza de su hijo mientras duerme para ayudar a aliviar la congestión y promover una mejor respiración. Utilice almohadas adicionales o levante ligeramente la cabecera de la cama para lograr una elevación cómoda.

12. **Medicamentos de venta libre** :
    - Utilice medicamentos de venta libre como paracetamol o ibuprofeno para niños para reducir la fiebre y aliviar el dolor si lo recomienda el pediatra de su hijo. Siga cuidadosamente las instrucciones de dosificación según la edad y el peso de su hijo.

Siempre consulte con el pediatra de su hijo antes de administrar cualquier remedio casero o medicamento de venta libre, especialmente si su hijo tiene problemas de salud subyacentes o está tomando medicamentos. Además, controle de cerca los síntomas de su hijo y busque atención médica si empeoran o persisten durante un período prolongado.

La dosis y las precauciones para administrar remedios a los niños son esenciales para garantizar su seguridad y eficacia. Aquí hay algunas pautas generales:

1. **Dosis** :
   - Siga siempre las instrucciones de dosificación recomendadas que se proporcionan en el paquete del producto o según las indicaciones del proveedor de atención médica de su hijo. Las dosis pueden variar según la edad, el peso y el estado de salud específico de su hijo.

2. **Adecuación a la edad** :
   - Consulte las recomendaciones de edad de cada remedio para asegurarse de que sea adecuado para el grupo de edad de su hijo. Es posible que algunos remedios no sean seguros para bebés o niños

pequeños, mientras que otros pueden tener formulaciones específicas para diferentes rangos de edad.

3. **Consideración del peso** :
 - Preste atención a las recomendaciones de dosificación según el peso de su hijo, especialmente de medicamentos y suplementos. Utilice una tabla de dosificación pediátrica o consulte con el proveedor de atención médica de su hijo si no está seguro de la dosis adecuada.

4. **Administración** :
 - Administrar remedios en la forma y método apropiados según las indicaciones. Por ejemplo, es posible que sea necesario administrar algunos medicamentos con alimentos para reducir el malestar estomacal, mientras que es posible que sea necesario diluir otros en agua o jugo para facilitar la ingestión.

5. **Frecuencia** :
 - Seguir la frecuencia de dosificación recomendada para cada remedio. Evite administrar medicamentos o suplementos con más frecuencia de la recomendada, a menos que se lo indique el proveedor de atención médica de su hijo.

6. **Precauciones** :
   - Tenga en cuenta los posibles efectos secundarios o contraindicaciones asociados con los remedios que está utilizando. Vigile de cerca a su hijo para detectar cualquier reacción adversa y suspenda su uso si es necesario.

7. **Alergias y Sensibilidades** :
   - Tenga en cuenta cualquier alergia o sensibilidad que su hijo pueda tener a los ingredientes de los remedios. Consulte las etiquetas del producto para obtener información sobre alérgenos y consulte con el proveedor de atención médica de su hijo si tiene dudas.

8. **Interacción con medicamentos** :
   - Si su hijo está tomando algún medicamento recetado, consulte con su proveedor de atención médica antes de administrar cualquier remedio o suplemento de venta libre para evitar posibles interacciones.

9. **Almacenamiento** :
   - Guarde los remedios de forma segura fuera del alcance de los niños y de acuerdo con las instrucciones del fabricante. Mantenga los medicamentos y suplementos en su embalaje

original y lejos del calor, la humedad y la luz solar directa.

10. **Busque asesoramiento médico** :
   - Si tiene alguna pregunta o inquietud sobre la dosis, la administración o las precauciones de seguridad, consulte con el proveedor de atención médica de su hijo antes de administrar cualquier remedio. Pueden proporcionar orientación personalizada basada en las necesidades individuales y el estado de salud de su hijo.

Si sigue las dosis y precauciones adecuadas, puede garantizar el uso seguro y eficaz de los remedios para los síntomas de la gripe y el resfriado de su hijo. Priorice siempre la seguridad y el bienestar de su hijo y busque atención médica si tiene alguna duda o inquietud.

Capítulo 12

Cuándo buscar atención médica

Es importante controlar de cerca los síntomas de su hijo y buscar atención médica si ocurre cualquiera de las siguientes situaciones:

1. **Fiebre alta** :
   - Si su hijo tiene fiebre de 100,4°F (38°C) o más, especialmente si tiene menos de tres meses de edad, busque atención médica. La fiebre persistente o alta puede indicar una infección más grave que puede requerir atención médica.

2. **Dificultad para respirar** :
   - Si su hijo tiene dificultad para respirar, respiración rápida o sibilancias, busque atención médica inmediata. Estos síntomas pueden indicar dificultad respiratoria o infección que requiere evaluación y tratamiento inmediatos.

3. **Síntomas graves o persistentes** :
   - Si los síntomas de su hijo son graves, empeoran o persisten durante más de unos pocos días, consulte con su proveedor de atención médica. Esto incluye síntomas como tos intensa, dolor en el pecho, vómitos persistentes o fatiga extrema.

4. **Deshidratación** :
   - Esté atento a signos de deshidratación, como disminución de la producción de orina, boca seca, ojos hundidos, letargo o sed extrema. Si sospecha que su hijo está deshidratado, busque atención médica de inmediato, especialmente si no puede tolerar líquidos o tiene diarrea o vómitos.

5. **Dolor o malestar severo** :
   - Si su hijo experimenta dolor, malestar o angustia intensos, busque atención médica. Esto puede incluir dolor de cabeza intenso, dolor de oído, dolor abdominal o cualquier otro dolor localizado que esté causando un malestar significativo.

6. **Síntomas persistentes de alto riesgo** :
   - Si su hijo tiene problemas de salud subyacentes como asma, diabetes o trastornos inmunológicos, o si tiene un mayor riesgo de sufrir complicaciones debido a su edad (por ejemplo, bebés, ancianos), consulte con su proveedor de atención médica para obtener orientación sobre cómo controlar sus síntomas. y cuándo buscar atención médica.

7. **Síntomas inusuales** :
   - Si su hijo desarrolla síntomas o reacciones inusuales a remedios o medicamentos, como sarpullido, hinchazón, mareos o cambios de comportamiento, suspenda el tratamiento y busque atención médica.

8. **Inquietudes o preguntas** :
   - Si tiene alguna inquietud o pregunta sobre la afección, los síntomas o el tratamiento de su hijo, no dude en comunicarse con su proveedor de atención médica para obtener orientación y asesoramiento. Confíe en sus instintos como padre y busque atención médica si cree que la condición de su hijo lo amerita.

Siempre es mejor pecar de cauteloso y buscar atención médica si no está seguro de los síntomas de su hijo o si tiene alguna inquietud sobre su salud y bienestar. El proveedor de atención médica de su hijo puede brindarle orientación y recomendaciones personalizadas según sus necesidades y circunstancias individuales.

Los signos de complicaciones durante un resfriado o gripe que pueden requerir atención médica incluyen:

1. **Fiebre alta** :
   - Una fiebre persistente de 100,4°F (38°C) o más, especialmente en bebés menores de tres meses, requiere atención médica. La fiebre alta puede indicar una infección o complicación más grave.

2. **Dificultad para respirar** :
   - La dificultad para respirar, la respiración rápida o superficial, las sibilancias o el dolor en el pecho al respirar pueden indicar complicaciones respiratorias como neumonía o bronquitis.

3. **Tos persistente** :
   - Una tos que persiste durante más de dos semanas o que empeora con el tiempo, especialmente si produce una mucosidad espesa, amarilla o verde, puede indicar una infección o complicación respiratoria.

4. **Dolor de cabeza severo** :
   - El dolor de cabeza intenso o persistente, especialmente si se acompaña de fiebre, rigidez en el cuello, sensibilidad a la luz, confusión o cambios en el estado mental, puede indicar meningitis u otra afección grave.

5. **Dolor de garganta severo** :
   - El dolor de garganta intenso, la dificultad para tragar o la imposibilidad de abrir la boca por completo pueden indicar amigdalitis, faringitis estreptocócica u otra infección bacteriana que requiera una evaluación médica.

6. **Dolor de oído** :
   - El dolor de oído persistente, especialmente acompañado de fiebre, secreción del oído o cambios en la audición, puede indicar una infección de oído que requiere tratamiento médico.

7. **Dolor en el pecho** :
   - El dolor o malestar en el pecho, especialmente si empeora con la respiración profunda o la tos, puede indicar inflamación de la pared torácica (costocondritis), pleuresía u otras complicaciones pulmonares.

8. **Deshidratación** :
   - Pueden aparecer signos de deshidratación, como boca seca, disminución de la producción de orina, ojos hundidos, letargo o sed extrema, si su hijo no puede beber suficientes líquidos debido a una enfermedad.

9. **Empeoramiento de los síntomas** :
   - Cualquier síntoma que empeore con el tiempo o no mejore con remedios caseros, como fiebre persistente, tos, fatiga o debilidad, puede indicar la necesidad de una evaluación médica.

10. **Disminución del nivel de actividad** :
    - Una disminución significativa en el nivel de actividad, energía o capacidad de respuesta de su hijo, especialmente si va acompañada de otros síntomas preocupantes, puede indicar una enfermedad o complicación más grave.

11. **Convulsiones** :
    - En casos graves de gripe u otras infecciones pueden producirse ataques, convulsiones o pérdida del conocimiento y requieren atención médica inmediata.

Si nota alguno de estos signos de complicaciones o tiene dudas sobre la salud de su hijo, es importante buscar atención médica de inmediato. El proveedor de atención médica de su hijo puede evaluar sus síntomas, brindarle el tratamiento adecuado y ayudar a prevenir complicaciones adicionales.

Consultar a un profesional de la salud es esencial si observa alguno de los siguientes signos relacionados o si tiene dudas o preguntas sobre la salud de su hijo durante un resfriado o gripe:

1. **Fiebre alta persistente** :
   - Si su hijo tiene fiebre de 100,4 °F (38 °C) o más que persiste durante más de unos pocos días, especialmente si tiene menos de tres meses, consulte a su proveedor de atención médica para obtener orientación.

2. **Dificultad para respirar** :
   - Si su hijo experimenta dificultad para respirar, respiración rápida, sibilancias o dolor en el pecho al respirar, busque atención médica de inmediato, ya que puede indicar complicaciones respiratorias.

3. **Síntomas graves** :
   - Si su hijo experimenta síntomas graves como dolor de cabeza intenso, vómitos persistentes, dolor en el pecho o confusión, consulte a un profesional de la salud para su evaluación y tratamiento.

4. **Deshidratación** :
   - Los signos de deshidratación, como boca seca, disminución de la producción de orina, ojos hundidos, letargo o sed extrema, requieren una

evaluación médica y pueden requerir líquidos por vía intravenosa.

5. **Empeoramiento de los síntomas** :
    - Si los síntomas de su hijo empeoran o no mejoran con remedios caseros, o si desarrolla síntomas nuevos o inusuales, consulte a su proveedor de atención médica para una evaluación y un tratamiento adecuado.

6. **Condiciones de salud subyacentes** :
    - Si su hijo tiene problemas de salud subyacentes, como asma, diabetes o trastornos inmunitarios, o si tiene un mayor riesgo de sufrir complicaciones debido a su edad o antecedentes médicos, consulte a su proveedor de atención médica para obtener orientación y tratamiento personalizados.

7. **Inquietudes o preguntas** :
    - Si tiene alguna inquietud, pregunta o incertidumbre sobre la salud, los síntomas o el tratamiento de su hijo, no dude en comunicarse con su proveedor de atención médica para obtener asesoramiento y tranquilidad.

8. **Interacciones de medicamentos o suplementos** :
   - Si su hijo está tomando algún medicamento o suplemento recetado, consulte a su proveedor de atención médica antes de administrar cualquier remedio de venta libre para evitar posibles interacciones o efectos adversos.

9. **Medidas preventivas** :
   - Consultar a un profesional de la salud también puede ser beneficioso para que le oriente sobre medidas preventivas como la vacunación, una adecuada higiene de manos y recomendaciones de estilo de vida para reducir el riesgo de resfriados y gripe.

10. **Atención de seguimiento** :
    - Haga un seguimiento con el proveedor de atención médica de su hijo según lo recomendado, especialmente si sus síntomas persisten o si experimenta infecciones o complicaciones recurrentes.

Al consultar a un profesional de la salud, puede recibir orientación experta, tranquilidad y manejo adecuado de los problemas de salud de su hijo, garantizando su bienestar y pronta recuperación de los resfriados y la gripe.

Conclusión

En conclusión, los resfriados y la gripe son infecciones virales comunes que pueden afectar a los niños, provocando síntomas como fiebre, tos, congestión y dolor de garganta. Si bien estas enfermedades suelen ser leves y autolimitadas, a veces pueden provocar complicaciones, especialmente en niños pequeños o aquellos con problemas de salud subyacentes. Sin embargo, con el cuidado y manejo adecuados, la mayoría de los niños pueden recuperarse completamente de los resfriados y la gripe sin complicaciones.

Los remedios caseros naturales pueden brindar un alivio seguro y eficaz de los síntomas, respaldar la función inmunológica y promover el bienestar general de los niños. Desde hidratación y descanso hasta remedios a base de hierbas, terapia de vapor y ejercicios suaves, existen varias estrategias que los padres pueden utilizar para aliviar el malestar y ayudar a su hijo a recuperarse más rápidamente.

Es esencial que los padres estén atentos a los signos de complicaciones y busquen atención médica si los síntomas de su hijo empeoran o si tienen dudas sobre su salud. Consultar a un profesional de la salud puede brindar tranquilidad, orientación y un tratamiento adecuado para garantizar el mejor resultado posible para el niño.

Al seguir medidas preventivas, promover buenas prácticas de higiene y brindar atención de apoyo, los padres pueden ayudar a proteger a sus hijos de los resfriados y la gripe y, al mismo tiempo, respaldar su salud y bienestar durante todo el año. Con la atención y el cuidado adecuados, los niños pueden recuperarse de las enfermedades y seguir prosperando.

Aquí hay un resumen de los puntos clave sobre el manejo de los resfriados y la gripe en los niños:

1. **Entendiendo los resfriados y la gripe** :
   - Los resfriados y la gripe son infecciones virales comunes en los niños que se caracterizan por síntomas como fiebre, tos, congestión y dolor de garganta.

2. **Importancia de los remedios caseros naturales** :
   - Los remedios caseros naturales pueden proporcionar un alivio seguro y eficaz de los síntomas, apoyar la función inmune y promover el bienestar general de los niños.

3. **Medidas preventivas** :
   - Medidas preventivas como una adecuada higiene de manos, vacunación y hábitos de vida saludables pueden ayudar a reducir el riesgo de resfriados y gripe en los niños.

4. **Hidratación y Descanso**:
   - Garantizar una hidratación y un descanso adecuados es esencial para apoyar los procesos naturales de curación del cuerpo y promover la recuperación de las enfermedades.

5. **Remedios y suplementos herbarios** :
   - Los remedios y suplementos a base de hierbas como la miel, la equinácea, la vitamina C y el zinc pueden ayudar a aliviar los síntomas y reforzar la función inmune de los niños.

6. **Prácticas de higiene** :
   - Practicar buenos hábitos de higiene, como lavarse las manos con frecuencia, cubrirse al toser y estornudar y evitar el contacto cercano con personas enfermas, puede ayudar a prevenir la propagación de resfriados y gripe.

7. **Consultar a un profesional de la salud** :
   - Los padres deben consultar a un profesional de la salud si los síntomas de su hijo empeoran,

persisten o si tienen dudas sobre su salud. Puede ser necesaria atención médica inmediata en casos de síntomas o complicaciones graves.

8. **Monitoreo de complicaciones** :
   - Los padres deben vigilar atentamente a sus hijos para detectar signos de complicaciones como fiebre alta, dificultad para respirar, dolor de cabeza intenso o deshidratación, y buscar atención médica si es necesario.

9. **Atención de seguimiento** :
   - Puede ser necesaria una atención de seguimiento con un profesional de la salud, especialmente si los síntomas persisten o si el niño tiene problemas de salud subyacentes.

10. **Promoviendo el bienestar general** :
    - Apoyar el bienestar general de un niño a través de una nutrición saludable, un sueño adecuado, ejercicio regular y apoyo emocional puede ayudar a fortalecer su sistema inmunológico y su resiliencia contra las enfermedades.

Al ser conscientes de estos puntos clave e implementar estrategias adecuadas, los padres pueden controlar eficazmente los resfriados y la gripe en los niños y promover su salud y bienestar durante todo el año.

Potenciar las prácticas de autocuidado para el resfriado y la gripe puede ayudar a las personas a hacerse cargo de su salud y bienestar mientras controlan los síntomas y promueven la recuperación. A continuación se muestran algunas prácticas de cuidado personal para el resfriado y la gripe:

1. **Manténgase hidratado** :
   - Beba muchos líquidos como agua, infusiones, caldos claros y bebidas ricas en electrolitos para mantenerse hidratado y ayudar a aflojar la mucosidad.

2. **Descansa y duerme** :
   - Descanse y duerma lo suficiente para favorecer los procesos de curación naturales del cuerpo y conservar energía para combatir las infecciones.

3. **Dieta Nutritiva** :
   - Consuma una dieta equilibrada rica en frutas, verduras, cereales integrales y proteínas magras para proporcionar nutrientes esenciales que

respalden la función inmunológica y la salud en general.

4. **Remedios herbarios** :
   - Utilice remedios a base de hierbas como miel, jengibre, ajo y equinácea para ayudar a aliviar los síntomas y apoyar la función inmunológica.

5. **Líquidos calientes** :
   - Beba líquidos tibios como infusiones, agua tibia con miel y limón o caldo de pollo para aliviar el dolor de garganta, aliviar la congestión y brindar confort.

6. **Terapia de vapor** :
   - Utilice la terapia de vapor inhalando vapor de una ducha caliente o de un recipiente con agua caliente con aceites esenciales para ayudar a aliviar la congestión y promover una respiración más fácil.

7. **Irrigación nasal** :
   - Utilice irrigación nasal salina o aerosoles nasales salinos para ayudar a limpiar los conductos nasales y aliviar la congestión.

8. **Humidificación** :
   - Utilice un humidificador en su hogar para agregar humedad al aire y prevenir la sequedad, que puede exacerbar los síntomas respiratorios.

9. **Alivio del dolor** :
   - Utilice analgésicos de venta libre como paracetamol o ibuprofeno para reducir la fiebre y aliviar los dolores y molestias si es necesario.

10. **Limitar exposición** :
    - Evite el contacto cercano con personas enfermas y practique buenos hábitos de higiene, como lavarse las manos con frecuencia, para prevenir la propagación de los virus del resfriado y la gripe.

11. **Manejar el estrés** :
    - Practique técnicas para reducir el estrés, como respiración profunda, meditación, yoga o ejercicio suave para ayudar a controlar el estrés y apoyar la función inmunológica.

12. **Monitorear síntomas** :
    - Lleve un registro de sus síntomas y busque atención médica si empeoran o si tiene dudas sobre su salud.

Al incorporar estas prácticas de cuidado personal a su rutina, puede empoderarse para controlar eficazmente los síntomas del resfriado y la gripe, apoyar su sistema inmunológico y promover el bienestar general. Sin embargo, si sus síntomas persisten o empeoran, es importante consultar con un profesional de la salud para una evaluación y tratamiento adecuados.

www.ingramcontent.com/pod-product-compliance
Lightning Source LLC
Chambersburg PA
CBHW052211220526
45471CB00004B/1912